豊山とえ子

歯は磨かないでください

健康人新書
廣済堂出版

はじめに　なぜ、毎日歯磨きしているのに歯が悪くなるのか？

どんなにすてきな方でも歯で台無し

私は歯科衛生士《しかえいせいし》として今まで33年間、治療の現場に立ち会ってきました。


20年以上も前のことです。

とても美しい女性が歯科治療にいらっしゃいました。年齢は20代後半、長い髪はツヤツヤと輝き、ブランドもののワンピースをすてきに着こなしていらっしゃいました。

「髪もおキレイですね」と私が申し上げたら、「青山のカリスマ美容師さんに髪をケアしてもらっているの」とおっしゃっていました。ネイルもキレイに施《ほどこ》されていました。

職業をお聞きしたところ、国際線のキャビンアテンダントとのことでした。

その方のお口の中を拝見すると、だいぶお困りだったことが手にとるように伝わってきました。

歯周病《ししゅうびょう》で歯肉《しにく》が赤く、歯の裏側には歯石《しせき》がこびりつき、プラーク（歯垢《しこう》）も歯肉の境目を覆《おお》いつくすようについていました。

「もったいない！」と心の中で叫んで、そして、「大丈夫ですよ。ご自身の力で、キラキラ輝く美しい歯を手に入れられますからね」とお伝えしました。

じっくりお話を伺うと、通院のための時間がとれなかったことがわかりました。

来院された方への質問の中で、外せないのが生活習慣についてです。必然的にセルフケアについても伺うことになります。

「歯のお手入れについて、様子をお聞かせいただけますか？」

すると彼女は、「ちゃんと毎日磨いていますよ」とニッコリ。

私は、ほほえんで、「そうですよね！　お忙しいのに毎日ちゃんと磨いていらっしゃるのですね！　すばらしいことです。それでは、どうして虫歯になったり歯肉が腫《は》れたりすると思われますか？」

彼女の表情が一変《いっぺん》、困惑《こんわく》の表情が浮かびました。

ほとんどの日本人は「歯磨きをする」という言葉に惑《まど》わされて、「歯を磨く」ことで虫歯にならず、歯周病も防げると思っています。けれども、それは大きな勘違いなのです。

「歯を磨く」から、本書で述べる考え方へと変えることで、本当にキレイで健康な歯とお口を手に入れることができます。

彼女もお手入れなどのトレーニングプログラムを受ける決断をし、来院されるごとにお口の中がキレイになっていきました。

そう、彼女は、歯医者さんとの効果的なおつき合いの方法、なによりも歯の正しいお手入れ方法をご存じでなかっただけなのです。

その後、根気強く通い続けてくださり、彼女の期待を超えた〝キレイな歯〟を手に入れていただくことができました。彼女は、手鏡をとっては、右を向いたり左を向いたり、上の歯をのぞいたり下の歯をのぞいたり。

「どこをみても、本当にキレイ～。お口の中がスッキリして気持ちいいです」

もちろん、3カ月に1度のメインテナンスも必ず受け続けてくださいました。

数年後にすてきな彼との結婚を期に退職、地方へ引越しされ、今も幸せに元気に暮らしていらっしゃるそうです。

「ありがとうございました。本当に感謝しています！」

そんな彼女の言葉と、心からの笑顔は、いつも私の支えになっています。


「歯磨きはしているのに、悪くなるのはなぜでしょう？」

このように疑問をお持ちの方も少なくないはずです。

きちんと歯磨きをしていたのに、虫歯になった方も多いでしょう。


虫歯になると、神経を抜くことがあります。

けれども、神経はとても大事です。自分自身も10代の頃、神経をとったことがあります。身をもって体験しているからこそいえることがあります。

神経が死んでしまうほどの虫歯を放置してはいけません。神経が死んでしまっては、その歯は〝活ける屍《しかばね》〟といっても過言ではありません。

まず、温度を感じないですし、噛《か》み心地、歯の響きの感じ方も、生きている歯とは違ってくるのです。どうしてその当時そこまで考えられなかったのか、本当に悔やまれます。

もしも、歯科のプロたちが、「歯が失くなったところに、もう一度元通り天然の歯を植えてあげますよ」といわれたら、1億2億円払ってでもしてほしいと答えるでしょう。天然の歯の価値を知っているからです。

1本の天然の歯に対する価値って、一般の方は「10万〜100万円くらいかなあ」とおっしゃるのですが、神経と血管がつながっている天然の歯は一度失うと二度と同じようにはつくれないのです。インプラントとは違います。ただ植えればいいという話ではないのです。

二度と手に入らない歯を、どうか大事にしてほしい、これが私の想いです。

こんなにも重要なことが、日本中のみなさまに伝わりきっていないことが歯がゆく、とても残念でなりません。

もっとも重要なのに、歯医者さんはだれもいわなかったこと、それが「歯の真実」です。

私はその真実をこの本で、読者のみなさんに伝えていきたいのです。

歯が白く、歯肉のキレイな人は、確実に人気者になります。それは清潔感があり、若々しく、できる人に見えるからです。

歯肉が腫れていたり、下がっていると、年老いた感じに見え、生気が感じられません。

実は私たちは、歯はもちろんのこと、歯肉を見て相手の年齢を無意識に感じているのです。


私たちは人と会ったとき、相手の顔を見ますが、無意識に、相手の目だけではなく口もとにも視線がいきます。

それは、口もとが、笑い、喜び、悲しみ、怒り、困惑などすべての表情を表しているからです。

ほとんどの人が気づかないのですが、口もとほど、あなたの情報を発信しているパーツはないのです。

「見た目が9割」などとよくいわれますが、私からいわせますと「口もとが9割」なのです。

口もとが美しくなると、少しずつ運もよくなっていきます。人生が変わります。それは、科学的にも証明できることなのです。

歯を見せることがコンプレックスでなくなるので、自然とよく笑うようになり、相手への印象が変わるので、相手とのコミュニケーションもうまくいくというわけです。

また、ビジネスマンならば仕事ができる人と見られますし、女性は自分に自信が持てるようになって、明るくなり、笑顔もキレイになります。

もともと日本は農耕社会《のうこうしゃかい》なので、歯を見せて笑う必要がありませんでした。地域社会の中で価値観や生活習慣が、すべて隣りどうしでわかり合えていたからです。

しかし、欧米や中国は、多民族国家なので、相手に敵意がないということを示すために、歯を見せて笑うことは、重要な生き残るための知恵でした。

日本にも国際化の波が押し寄せています。これからは欧米のように白い歯を見せて、自分自身をアピールするコミュニケーションが大切になってきます。

3万人の患者さんに接してきて思うこと

夫が歯科医院を経営しており、予防・抑制《よくせい》治療《ちりょう》を柱《はしら》に、もっとも大切な歯周《ししゅう》治療《ちりょう》が私の日々の業務になっています。

今まで、のべ3万人の患者さんの歯の治療をお手伝いしてきました。

日本人の95％は歯を磨いていて、1日2回以上磨く人が73％いるという統計があります。

ところが、成人のほぼ100％が虫歯を持っているといわれています。

2011年歯科疾患実態調査（厚生労働省）によると、日本は先進国でもっとも虫歯の多い国のひとつといえそうです。

日本では毎日歯を磨く人が95％いるにもかかわらず、虫歯が多いのはなぜでしょう？

第1の理由としては、他の先進国に比べて、「定期検診や予防処置の受診者が少ない」ことが一因として挙げられています。

第2の理由としては、「まちがった歯磨きをしている」からです。歯を磨けば虫歯や歯周病を防げる、という考えがまちがいなのです。

結論からいうと、「口の中の細菌を取り除く」。

これがもっとも効果のある方法なのです。

実は、「歯磨き」という言葉が、日本人の虫歯を増やしている元凶《げんきょう》です。

海外では「プラークコントロール」という言葉を使い、小さい頃から「歯を磨く」のではなく、「口の中の細菌の取り除き方」を教わっています。

ところが日本の歯磨きの習慣と知識は、「世界の中でも最低レベル」といっても過言ではないくらい、遅れていると私は思っています。

まず、学校で教えている歯磨きの指導法が、集団に対して画一的《かくいってき》なもので、個々人の歯の手入れに当てはまらないことが、ひとつの原因です。

また、歯の治療に行っても、ほとんどの歯医者さんが、正しいお手入れ方法を教えてくれないことも大きいでしょう。

ちなみに、この本をお読みのあなたは、正しい方法を知っていますか？

実のところ、1本の歯は、4方向から手入れしないとキレイにはなりません。

4方向からケアすることによって、またプラークがついているかついていないか判定する方法によって、ようやく虫歯のバイ菌を取り除くことができるのです。

「歯は4方向からお手入れしなければならない」という話には、ほとんどの方が「それって、どうするの?」と思われるでしょう。それを、本書でお伝えしていきます。


本のタイトルを見てびっくりされた方も多いでしょうが、タイトル通り、「歯を磨く」のではなく、「歯についているバイ菌を取り除く」ことが、歯のケアの原点であり、大事なことなのです。

また、最近では、歯の健康と全身の健康は、密接な関係があるといわれているのです。

それらのことが世の中にほとんど伝えられていないことに気づき、私はこの本を書きました。

本書には、次のような内容を盛り込みました。

・歯がキレイになったら、どんなに人生をすばらしく感じるのか
・歯の手入れを怠ったら、場合によっては死にいたることもある

・虫歯になる5大原因の追跡と対応
・自分自身で歯を守るセルフケアの仕方
・歯医者さんといっしょに歯を守るプロケアの大切さ
・いい歯医者さん選びのコツ
などをお伝えしています。

キレイな歯は、「健康の源」「幸運の源」なのです。
あなたに、健康も、お金も、すてきな人間関係も引き寄せてくれます。

豊山とえ子

〈目次〉

第一章　歯と歯肉が元気になると、若さも健康もやってくる（キレイな歯の効果効用）

第四章　自分の歯は自分で守る！（セルフケアの仕方）

第五章 歯医者さんは〝歯磨き〟を教えてくれない（プロケアの大切さ）

第一章

歯と歯肉が元気になると、若さも健康もやってくる

（キレイな歯の効果効用）

虫歯だらけだった子ども時代

私自身、歯の正しいお手入れ方法を知って、大きく人生が変わりました。なにを隠そう、私は虫歯だらけだったのですから。

子どもの頃、甘いものが大好き、お菓子が大好きでした。いつでもお菓子が身近にあり、ご飯を食べない子どもでした。当時は、虫歯予防という概念《がいねん》はまったくありませんでした。ところが、兄は、虫歯がなかったのです。兄は甘いものは食べません。そして、兄はいつも歯ブラシをくわえていました。同じ親に育ってこの違いです。

高校生の頃に、前歯の歯と歯の間に小さな虫歯を見つけました。歯医者さんに行くのは怖かったのと、部活動で時間がとれなかったのを理由にそのままにしていたら、前歯の2本がどんどん黒くなっていきました。さすがに心配になり、歯医者さんに行ったところ、1本は神経がすでに死んでいたのです。

「神経が死んでいるので、神経をとりますよ」と先生にいわれました。17歳のときでした。そして、もう1本の歯の神経もとることになってしまったのです。今思えば神経はとらずに済んだかもしれないと、思い出しては後悔する日々を送っています。歯の神経がとても大事なことは、「はじめに」で触れた通りです。

ここまで読まれたみなさんは、「私は大丈夫」って、どこかで思っていませんか？

実は、みんなそう思っているのです。私もそうでした。虫歯は痛くなったら治せばいい。そんな風に思っていたのです。

けれども、本当に大丈夫でしょうか？

少なくとも私自身はこの職業について本当によかったと思っています。

自分の歯と歯肉の手入れの仕方を身につけたおかげで、30年間、新しい虫歯はできていませんし、20年以上歯の治療をせずに済んでいます。今の私の年齢ですと、ほぼ問題のないコンディションだと思います。

50代以降は、奥歯がなくなったり、歯肉が退縮《たいしゅく》し歯がグラグラしてきたりと、お口のトラブルを抱えている方がグンと増えてくる世代でもあります。

この仕事についていなかったら、確実に私は今頃入れ歯になっていたでしょう。

私は最初、養護教諭《ようごきょうゆ》（保健室の先生）になりたかったため、養護の先生と歯科衛生士の資格を同時にとれる学校に入学しました。

けれども、いざ勉強をはじめてみると、歯科衛生士のほうがおもしろいと思うようになりました。

忘れられない、初めの頃の授業があります。

「デンタルフロスを歯と歯の間に通してみてください」

と先生にいわれるがまま、通してみました。

「ゆっくり歯にそって数回スライドさせてから、そっと外してください」

「とれたものを、自分の鼻に近づけて、匂いをかいでみてください」

ショックでした。臭いのです！

「それがあなたの歯垢のバイ菌の匂いです。虫歯になっても当たり前です。それくらい歯と歯の間って、バイ菌の温床《おんしょう》なんですよ」

そんな風にいわれて納得しました。

それからというもの、今でももちろんですが、フロスは手放せなくなりました。無人島に歯ブラシとフロスとどちらかひとつしか持って行けないとしたら、迷わずフロスを選びます。

患者さんに、「歯ブラシを使っているときに、血が出ませんか?」と聞いて、「出ない」とおっしゃる方でも、ちょっとプラークを取り除いてみるだけでジワッと血がにじんでくるのです。これは、歯肉を傷つけたわけではありません。歯周病が進んでいるということがほとんどです。

歯に関心のある方でさえ、自分の歯肉をじっくり観察したことのある人は少ないのではないでしょうか。専門家は歯も見ているのですが、あわせて歯肉をよく見ています。

歯と歯肉を見る習慣が備わってくると、日々の変化やセルフケアの過不足などが、どなたにでもわかるようになります。

歯肉が赤くなっていたり、ブヨブヨ腫れていたり、デンタルプラーク(歯垢《しこう》=歯に付着した粘着性のもの)が歯にまとわりついている方は、まずはお手入れで今の症状が改善するかどうかを、体験していただきたいと思っています。

次の章で歯周病が全身の病気につながる恐ろしさについてお話ししますが、歯肉の健康は、全身の健康に関係しています。

けれども歯だけを磨いている人は、プラークが歯と歯肉の間にびっしりつまっています。

「ちゃんと磨いているんですけどね」と、ほとんどの方がこうおっしゃいます。

しかし、お手入れのポイントを押さえていないのです。

本書では、より効果を上げるためのお手入れのポイントを覚えていただきます。そのポイントは、「歯と歯肉のキワ」「歯と歯の間」「奥歯の噛み合わせ部分」です。

赤く腫れ上がった歯肉、プラークがついた歯の方は、自覚があるかないかに関わらず、なんとなく不安を抱えていて、話すときも笑うときもお口の開け方が小さいのです。

日本語は、口を大きく開けずに発音しても伝わるのですが、小さい口の開け方でしゃべると、あまり自信があるようには見えませんね。

では、理想的で健康な歯肉とはどんな状態なのでしょうか？

【健康な歯肉のチェックリスト】

あなたの歯肉は大丈夫？

健康な歯肉の目安をあげてみました。あてはまる項目が多いほど、健康です。

□歯ブラシを使っているときに、血が出ることがない。

※歯ブラシを適切に使っていて血が出るのは、かなり歯周病が進んだ状態です。もちろん、歯ブラシで歯肉を傷つけていないことが前提です。

□歯と歯の間の歯肉が三角にキュッと、とがっている。

※歯肉の先端が丸くボヨンとなっていると腫れているということで、不健康な状態です。年齢とともに丸くはなりますが、キュッと、とがっている状態が、健康と若さの象徴です。

□**歯肉が明るいピンク色。**

※赤みがないことが大切です。そこだけ見ていると違いがわかりにくいのですが、唇をめくってみて、歯肉の根元付近の色味と、歯と歯肉のキワの色味を比べてみましょう。

歯と歯肉のキワに赤い縁《ふち》取《ど》りが見えると腫れている状態です。

風船をふくらませたみたいに表面がペロンとなめらかになっているのは、腫れているということなので要注意です。

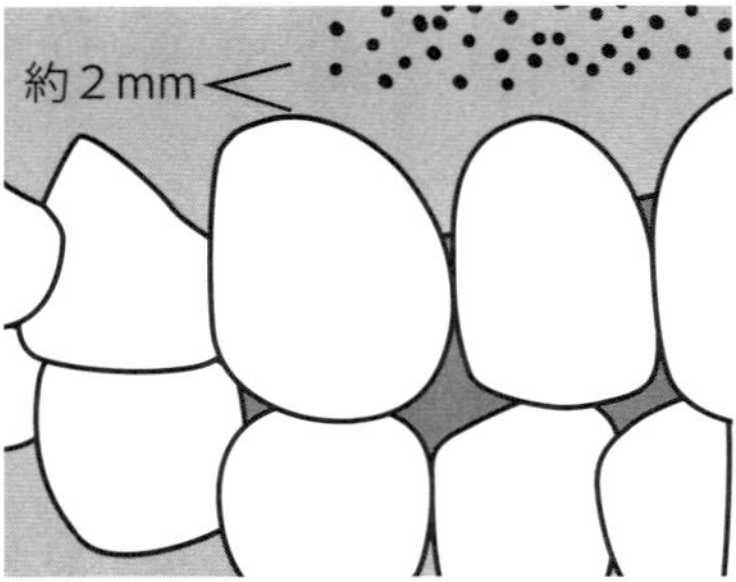

□**歯と歯肉の境目から約２ミリの位置に、みかんの皮にあるようなプチプチした穴のようなものが見える。**

※歯の根の下にある歯槽骨《しそうこつ》と歯のセメント質の間に、歯根膜《しこんまく》という組織があります。これがシャーピー線維《せんい》と呼ばれる強い線維で結ばれています。

歯肉が健康だと、このシャーピー線維に弾力があるので、歯肉がクレーターのようにくぼみ、かたいのです。このプチプチした小さなくぼみ（スティップリング）が見えない

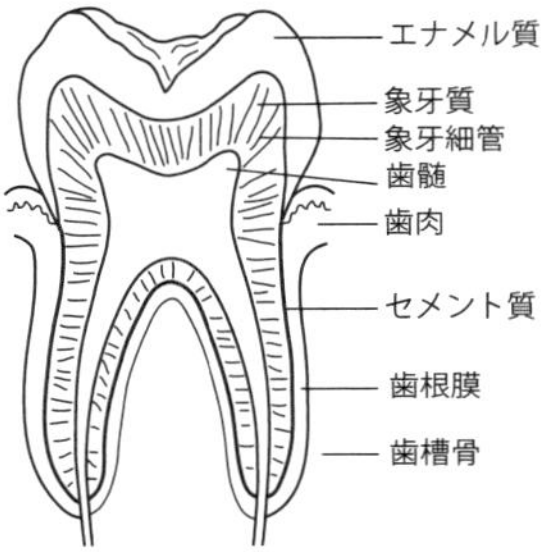

場合は、歯周病かもしれません。

歯肉が腫れていると、風船をふくらませたようなツルンとした状態になります。

歯肉溝（歯と歯肉の境目の溝）をはかると、健康な状態では2〜3ミリです。歯周病が進んでいくと4ミリから6ミリとどんどんポケットが深くなります。これを歯周ポケットといいます。

【自宅のお風呂でも、ラクにできる歯肉のケア】

実はごく簡単なお手入れによって、歯肉をケアすることができます。

歯も大事だけれど、歯肉が健康でなければ、歯はいずれ抜け落ちてしまいます。若々しく健康的な理想の歯肉を取り戻しましょう。

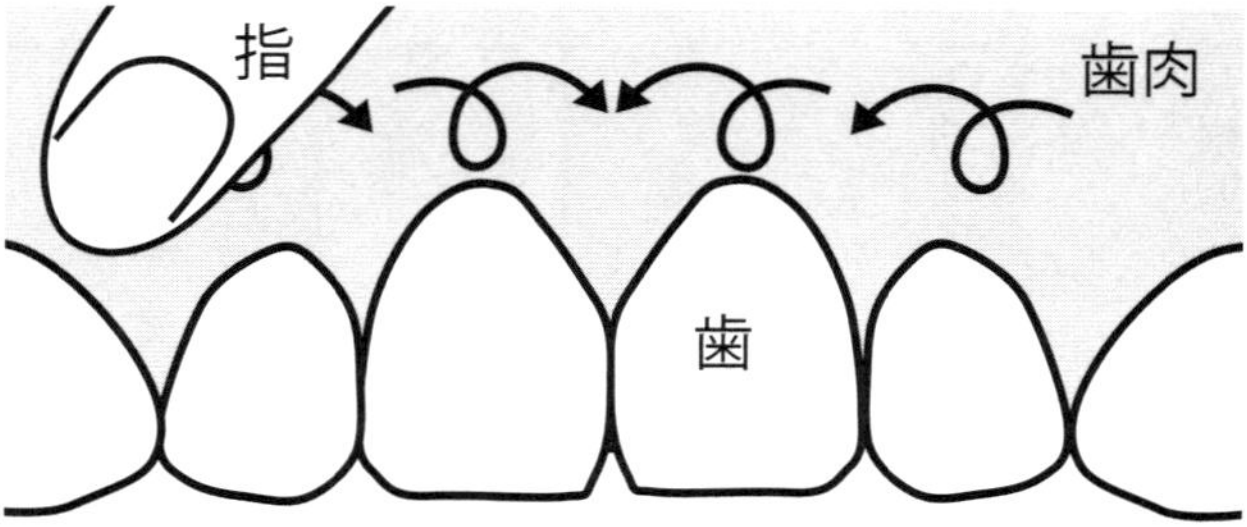

ケアの方法ですが、指で歯肉のマッサージをするのが一番簡単です。指ですと、歯肉にやさしく圧を加えることができ、力のコントロールがしやすくなります。

歯ブラシを使う場合、毛先が歯肉に直接当たり、歯肉を傷つける可能性があります。歯ブラシでもその側面《そくめん》を使うことで安全に行えますが、人さし指のはらでのマッサージが一番簡単で安全です。

お風呂に入っているときが、まわりを汚さないし、指が汚れても気にならないので、おすすめです。

できればお風呂に手鏡を持ちこんでなさっていただきたいのですが、無理であれば洗面台の前で鏡を見ながら行いましょう。歯と歯肉のキワを丸をえがくように、指のはらでクルクルと優しくマッサージしてください。

やり方ですが、指のはらを奥歯から前、反対側の奥歯から前へ移動させてください。これは歯肉の外側と内側の両方です。また、上下の歯肉とも、つまり、全体の歯肉に行います。優しく行うことがポイントです。

お風呂なら体が温まっていますが、洗面所で行う場合は、ぬるま湯を口に含んで、歯肉を温めてから行うと効果的です。もともと体温の低い方、歯周病で歯肉に炎症のある方は、歯肉も冷えていることが考えられます。ふだんから、飲み物を飲む際はできる限り、温かい飲み物にするのもよい習慣です。

歯肉のためにも、冷たいものを極力避けて、常温からぬるま湯程度のものを体に入れるのがいいのです。

ビールや、氷入りのドリンクを飲むと、胃の中の温度が下がり、体の温度も下がります。体にとっては、冷えが一番よくないのです。

冷えで血行不良になっていると、新鮮な血液がめぐりにくいので、体温が下がります。体温が1度下がるだけで、免疫力が15～30％下がるといわれています。

歯肉も同じです。歯肉の免疫力を上げるためには、温度を上げることが重要です。

歯のお手入れのときも、水ではなく、ぬるま湯で口をゆすぐほうがよろしいですね。血行促進の効果もあります。

歯肉マッサージが、手よりもはるかに手軽にできるのが、電動歯ブラシです。これについては、第4章で詳しくご紹介します。

歯肉が悪いと、疲れやすい！

歯周病の方は疲れやすい傾向があります。

疲れた様子でため息をつく人のお口が臭いと感じたことはありませんか？　また、まだ疲れていないはずなのに、朝起きたときにため息をつく人もいます。

歯周病の匂いは腐敗した匂い、悪化したらツンとくるようなすっぱい膿《うみ》の匂いがします。嘔吐物《おうとぶつ》、胃液のような匂いといえばわかるでしょうか？

また、朝起きたときに、口の中がネバネバして、ペッと口の中のものを出すと黄色いタンのようなものが出ることがあります。これは、口を開いて眠っている人に多い現象です。口の中が乾燥し、唾液《だえき》が減って、雑菌が繁殖している状態です。

さらに、プラークの取り残しがあって、寝ている間に腐敗してしまったという場合もあります。

プラークスコアというのがあり、これは歯垢の磨き残しを表す指数です。このスコアが10％を切ると、口の中が清潔な状態ですので、朝起きて口の中が気持ち悪いということが、ほとんどなくなります。


疲れているときには代謝が落ちているので、出るべきものが出ません。つまり唾液《だえき》の量が減るのです。唾液が減ると、本来常に唾液に洗い流されて清潔に保たれているべき口の中が乾燥し、細菌が繁殖します。

また、代謝が悪くなると、老廃物が体内に残ります。口の中や血液中にも。プラークを取り除いてもどこかに残っていて、なぜか気持ち悪いということもあります。

では、体の代謝をよくするにはどうすればいいのでしょうか。心身が緊張して、交感神経が働きすぎてしまっている状態は、代謝が悪くなります。眠る前にリラックスして寝ると、代謝が活発になります。

疲労がたまっているときは、体温が下がっているので、眠る前に、お湯でもいいので温かいものを飲んで、胃を温めて、心を落ち着かせて寝ることが大切です。そうすれば次の日に疲れが残りにくくなります。

先に、「歯周病は、全身の健康に影響する」と述べましたが、逆もしかりで、体が健康で血行がよければ、歯肉も外敵《がいてき》から影響を受けにくく、よい状態が保てます。

歯肉には体のツボがたくさんあるといわれています。ここのマッサージをすると、みなさんリラックスした、目や頭がすっきりとしたとおっしゃいます。

歯肉のお手入れで健康のみならず、若さも取り戻せるというわけです。

なぜ上の歯を8～12本見せると、若くなるのか

若さには、笑顔も重要です。

上の歯8～12本を見せて笑うと一番キレイに見えるとされています。下の歯は見えない状態です。私はこの理想的な笑顔を〝ゴールデンスマイル〟と呼んでいます。

この笑顔はモデルさんのように格好よく、できる人に見えます。口角《こうかく》が上がっている状

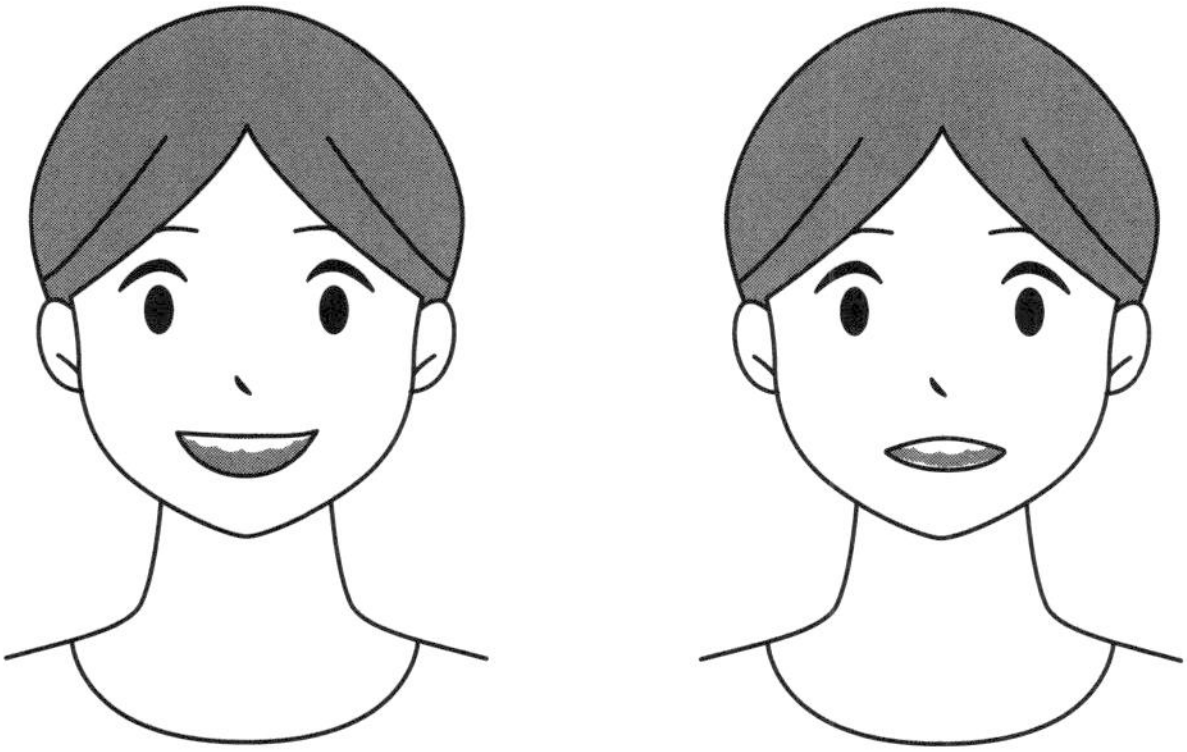

ゴールデンスマイル

態です。この笑顔が自然にできるように日々努力していると、顔の筋トレになるのです。

キレイになりたいとか、若々しく見せたいという願望は、口には出さないけれど誰にもあるでしょう。口の表情が変わるだけで、大きく印象が変化するということは、上のイラストでわかると思います。

このふたつのイラストを見て、あなたはどんな印象を受けますか？　目も鼻も同じなのに、口の表情が違うだけで、まったくイメージが違うのです。

笑い方ひとつで実際の年齢よりも若く見えるなんて、すてきだと思いませんか？

両手で頬《ほお》をはさむようにして、意識的に上げてみてください。次に、手をはなして笑ってくださいというと、ほとんどの方は、口角が下がってしまうのです。年齢的に気になる方は、口角を上げる練習をしましょう。口角が上がっていると印象がまったく違うのです。

ふだんから意識的にトレーニングしていると、リンパの流れがよくなりますので、顔のムクミもとれます。また、口の中の粘膜が動くので唾液が出てきます。

唾液はなんといっても最高の天然の美容液、サプリメントです。

唾液の主な役割をあげてみましょう。

1. **消化作用**
2. **粘膜保護、潤滑作用**（歯などで口中が傷つかないように）
3. **歯を再石灰化《さいせっかいか》する力**（カルシウムなどのミネラルで歯を修復）
4. **洗浄浄化作用**（口内を清潔に保つ）
5. **咀嚼《そしゃく》、嚥下《えんげ》を助ける**（飲み込みやすくする）
6. **生体防御**（抗菌作用）

7．pH《ペーハー》を一定に保つ（酸性に傾きがちな口の中を、中性に戻すことで虫歯になりにくくする）

つまり、ゴールデンスマイルの練習で、唾液の分泌がよくなり若々しさもキープできます。

【顔のむくみもとれる！　ゴールデンスマイルのトレーニング】

Ⓐ口角を上げる練習をしましょう

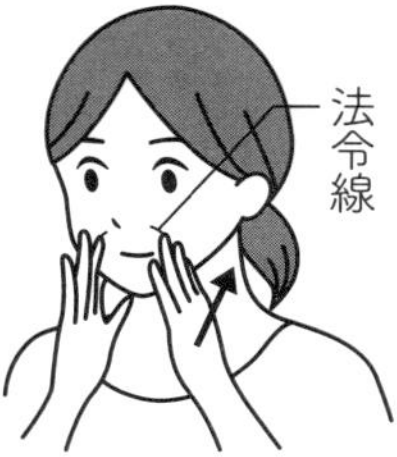

①まずは頬に両手を添えて、口角を上げてみましょう。手をはなしても、キープできるでしょうか。法令線のところに軽く指をあてて、外側ななめ上に上げる感じでマッサージしてみてください。

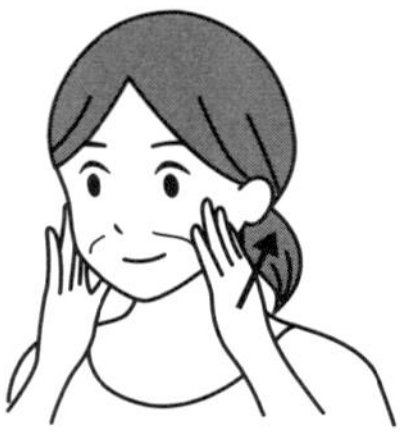

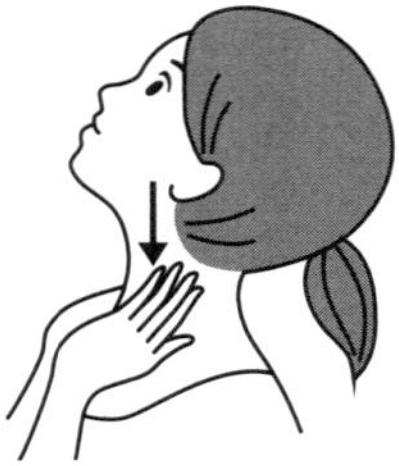

②頬のお肉がたれてキープできなかったら、余計なお肉は、てのひら全体で一度耳の下まで流します。

③そこから首筋へとリンパを下に流すようにてのひらでマッサージをしましょう。

Ⓑ口のまわりの筋肉をやわらかくしましょう

①上の歯の表側を舌でなめます。歯肉と粘膜の境目に舌の先端があたるように、思い切り

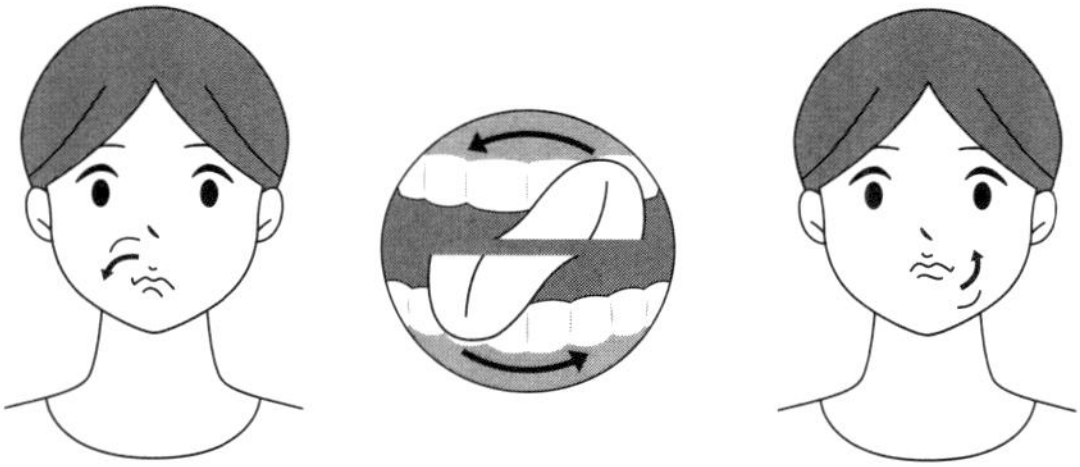

舌を伸ばします。上の歯の表側を左奥から前歯を通って右の一番奥まで、ぐるりとゆっくりなめます。次に方向を変えて、右奥から上の前歯を通って左奥へ。ゴリラみたいな顔になってしまいますが、唇や、口の周りの筋肉がかたまっているのをほぐし、唾液を出すトレーニングにもなります。

②下の歯の表側を舌でなめます。歯肉と粘膜の境目に舌の先端があたるように、思い切り舌を伸ばします。下の歯の表側を左奥から前歯を通って右の一番奥まで、ぐるりとゆっくりなめます。次に方向を変えて、右奥から下の前歯を通って左奥へ。頬のつけねを伸ばすイメージで、強めに行います。

③今度は歯の裏、つまり内側をなめます。上の歯の裏側を左奥から前歯の裏を通って右の一番奥まで、ぐるりとゆっくりなめます。次に方向を変えて、右奥から上の前歯の裏を通って左奥へ。下の歯も同様に、内側をなめます。なめるときは、奥歯の真後ろに届くくらい、舌を伸ばしてほしいのです。あごのつけねあたりまで

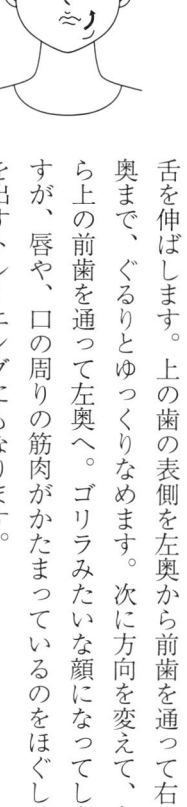

舌がつくイメージで。これだけで唾液がジュワーと出てきて、頬の筋肉がやわらぎます。

ⓒ口のまわりの筋肉を鍛えましょう

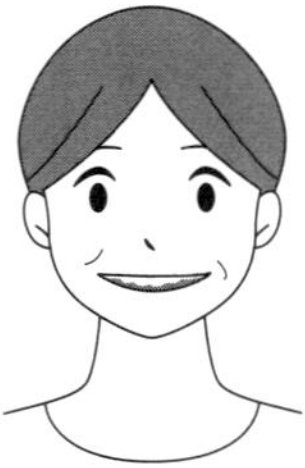

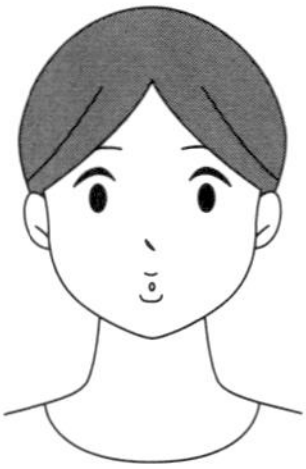

①「いういういう」といいながら口を横にひろげたりすぼめたりをくり返します。「い」は思い切り横に口角をひろげますが、このときに、横にこれ以上いかないというくらい、広げてください。そのときに注意してほしいのは、上の歯を見せて、下の歯はかくすこと。できれば、口角を上げて、目尻を下げて、思い切り笑顔になれるといいですね。

②「う」は思い切り唇をとがらせて、前に突き出すイメージです。マンガのたこが墨を吐き出す瞬間を想像しながら、行ってみてください。最初はゆっくり、しっかり口の形をつくることに重点を置いてください。

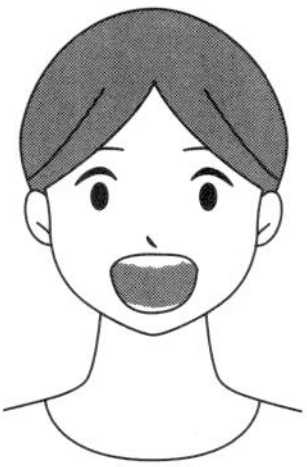

③「あおあおあおあお」といいながら口を大きくひろげたりすぼめたりをくり返します。「あ」のときに、上の歯を意識的に見せてください。

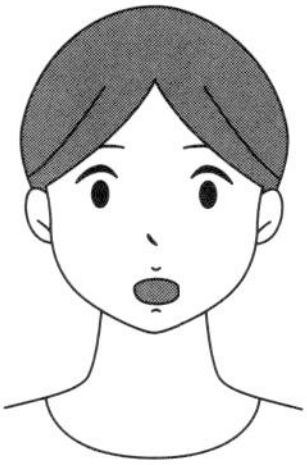

「お」のときに歯をかくします。

Ⓒを10回くらいくり返したあとで、さきほどのように、舌で一番奥の歯のむこうの歯肉をさわってみてください。少し伸ばしやすくなった気がしませんか?

人前では行いにくいでしょうが、お家でテレビを見ながらでもできるので、ぜひ毎日続けてみてください。お風呂につかりながらするとより効果的です。

隙間時間に、お手洗いで、周りに誰もいなければ、鏡を見ながら行ってみてもいいですね。声は必ずしも出さなくてもかまいません。

リンパの流れがよくなり、顔のむくみもとれますし、魅力的なゴールデンスマイルが自然にできるようになります。

健康な歯は、宝石のように白く輝く

女性の場合、お化粧は一生懸命なさいますし、美容院にもエステにもがんばって行かれますが、歯のお手入れとなると、十分な情報と技術を持っていらっしゃらない方が多いように感じます。

もちろん、おしゃれは女性の楽しみのひとつです。その延長として、歯のことにも目を向けていただきたいのです。

どんな高級ブランドの服にも、宝石にもかなわないのが、自分自身の歯です。健康な歯は、光を反射してキラキラ輝くのです。まるで宝石のようです。

歯本来の健康な状態にするためには、まず歯にこびりついたプラークを取り除くこと、つまりプラークコントロールが第一です。

また、どれくらいできているかのチェックも兼ねて専門家による口内清掃《こうないせいそう》（ＰＭＴＣ＝Professional Mechanical Tooth Cleaning）を定期的（年に３～４回）に受けることをおすすめします。費用は数千円から２万円程度です。

ＰＭＴＣでは、歯肉溝１～２ミリ程度までクリーニングします。あくまでも歯の清掃であって、自宅ではなかなかとれない歯周ポケット内の細菌のかたまりも落とせます。

ただし、歯石取りや、虫歯や歯周病の治療が終わってからになります。

歯科衛生士の業務記録を兼ねて、磨き残しがどのくらいあるかを記録する「プラークチャート」という用紙があります。

プラークチャート

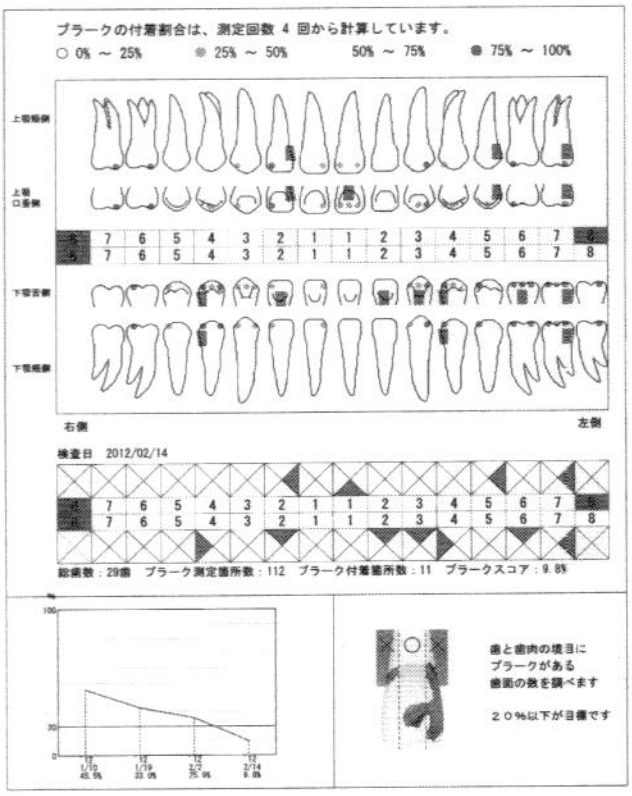

最初に来院されたときのプラークの付着《ふちゃく》状態《じょうたい》や、プラークコントロールの具体的を方法をレッスンし、覚えていただいた後、再び来院されたときの状態を記録します。

ＰＭＴＣの後、せっかくキレイになったのですから、お口の中のスッキリなめらかな状態をできるだけ長く保ちたいものです。家に帰って数日すれば元通りではもったいないですね。ですから、しっかりとご自宅でもプラークコントロールができるようにアドバイスを受けることが必要です。

これ以上悪くしない口内環境を、あなた自身で手に入れることができるのです。

前述のプラークスコアが10％を切ると、ほぼプラークコントロールが完璧にできている状態といえます。

この他にも、はげみになる評価システムがあります。

スウェーデン王立マルメ大学のＤ・ブラッタール教授が開発した科学的リスク評価ソフトです。株式会社オーラルケアが製作しているもので「カリエスリスク評価」といいます。口の中の細菌の数と唾液の性質を調べ、その人がどれくらい虫歯になりやすいかの評価をします。定期的に調べると、どれだけ自分のプラークコントロール技術が上達したかがわかるでしょう。

歯が悪くなる原因はプラークだけではありませんが、虫歯も歯周病も歯の黄ばみも、プラークスコアを理想の数値に持っていければ、ある程度防ぐことができます。

57歳のときに初めて当院を受診した、エステティシャンの女性がいらっしゃいます。今62歳ですが、初診時よりずっと若々しくなっていらっしゃいます。

エステティシャンですから、美意識はとても高い方でした。それでも、最初のプラーク付着の量はかなり多かったので、自宅でできるケアについてアドバイスをしました。

「毎日続ければ、歯がもっと白く輝きますよ」と申し上げました。そのときは意味がよくわかっていらっしゃらなかったようですが、「本当に輝くのね！　驚いたわ」「実はあのとき、白く輝くってどういうことなのかまったくわかってなかったのよ」とほほえみ、すごく喜んでくださいました。

プラークスコアが10％を下まわれば、歯は本来の美しさを取り戻し、キラキラと白く輝きます。歯と歯肉の表面からバイ菌のかたまり（プラーク）が取り除かれ、あなた自身の唾液がからみ、再石灰化《さいせっかいか》できた状態だと、歯がキラキラ輝くのです。

「再石灰化」とは、初期虫歯が唾液により修復されることもそうですが、実は、歯の表面は常に溶けてはかたまり、かたまってはまた溶ける――このサイクルが24時間くり返されていて、この「溶けてはかたまり」が再石灰化です。このサイクルが崩れ、再石灰化ができなくなったときに虫歯が進みやすくなるのです。

ホワイトニングで、歯はもろくならない

年をとってくると、歯が変色することがあります。

歯が変色する原因としては、いろいろ挙げられます。

コーヒー、紅茶、日本茶などの飲み物や、色の濃い食べ物など長年の食事から色素が歯についていて、しみこんで、だんだん黄色くなってきたりします。

また、歯のエナメル質がうすくなってきて象牙質《ぞうげしつ》が濃く見えてきたということもあります。

年齢を重ねると、若いときには透き通っていた肌が、だんだんくすんでいきます。同様に、歯もだんだん変色するのです。

歯の表面はストッキングみたいなものです。新品のストッキングは、人が履くと編み目部分が開きますよね。歯の表面も同じようなことが起きていて、甘い物などを食べると脱灰《だっかい》（歯からカルシウムが溶ける現象。進行すると虫歯になる）します。たとえば炭酸飲料につけたりすると歯のメッシュが開きます。

そこにミネラルをちゃんとのせてあげると目がつまり、ミネラルがぬけるとくぼみができてしまいます。

くぼみにリン酸カルシウムを補うと、平らになります。ところが、ぬけおちたままだと、そこに色素が入ります。これが黄ばみです。

このように、長年にわたり、黄色くなった歯ですが、お手入れにより簡単に白くできます。

現在、歯科で使われている歯を白くする薬剤は、もともと歯周病菌の除菌目的で使われはじめたものです。

寝ている間に使って、翌朝マウスピースを外したら、歯が白くなっていた。というのがはじまりだったのです。

歯周病の除菌の際に、歯が白くなるなら一石二鳥ですよね。

アメリカではブリーチングという言葉で知られ、ブームになりました。

日本では、ホワイトニングといえば、近藤隆一先生がパイオニアです。歯を白くするという文化をホワイトニング・システムが登場した1991年頃から導入されました。

最近では、治療のなかでホワイトニングをご提案するのは、歯科医師としては当然だと思いますが、専門家のなかでも実践率が低いのが現実です。

けれども、現在、ホワイトニングは、アメリカでは、歯を白くするためにデパートなどでセルフサービスで歯のホワイトニングが行える、とてもメジャーなケア方法です。

私たちは専門家である以上、その方にお目にかかった瞬間に、ぱっと目が歯にいくわけです。ホワイトニングがまだ施されておらず、歯が黄味を帯びていると、思わず「あぁ、白くしたい」と思ってしまうのは私だけではないようです。その方がさらにすてきになるのが、想像できてしまうからです。

日本では歯を白くするホワイトニングは、まだ付加価値の領域《りょういき》を脱しきれていないのが現状です。

けれども、実際に歯を白くした人は、自信がついて、笑顔がとても格好よく、美しくなります。

たとえば営業マンの場合、「この人がすすめる商品だったら買ってもいいかな」と思われる基準は、どこにあると思いますか。

自信たっぷりの笑顔で「僕も使っているんです。すごくいいんですよ！」といわれたら、思わず「もっと具体的に教えて」となってしまうかもしれませんね。

お客様に「もっと教えて」といわせてしまう、自信に満ちた白い歯の笑顔こそ仕事ができるビジネスマンの必須アイテムではないでしょうか。

歯を白くする前はうつむき加減だった人が、堂々と正面を向いて大きく口を開けて話してくれるようになるのを見て、「歯って大事だな」と改めて思います。

歯科医師や歯科衛生士でも、ホワイトニングで歯がもろくなるという誤った認識をしている方がいらっしゃいます。けれども、もともと歯周病菌の除菌の薬ですし、歯を溶かすことはありません。タンパクなどを分解し、漂白効果《ひょうはくこうか》を発揮するのです。

芸能人だけが歯をきれいにする時代は一昔前のこと。今は誰にでもできるホワイトニングでコンプレックスをも解消してくれることでしょう。

では、具体的にどうすれば歯は白くなるのでしょうか？

ホワイトニングは、大きく分けるとふたつの方法があります。病院で行うオフィスホワイトニングと、ご自宅で行うホームホワイトニングです。両方を行うと、より効果的です。

◉オフィスホワイトニング

オフィスホワイトニングは病院で行います。見える部分、しかも表面、外側しかできません。見た目を白くしたい、たとえば、明日、顔写真を撮るので、すぐ白くしたいという場合には、1回で明るくなりますから有効です。

最初にシェードガイドという色見本を見ていただき、どの明るさ（白さ）にしたいかを相談し、確認してからはじめます。

シェードガイドは、歯型がならんでいて、明度順に16段階（B1、A1、B2、D2、A2、C1、C2、D3、A3、D4、B3、A3・5、B4、C3、A4、C4）あります。B1の上に、芸能人やモデルさんがめざす、さらに白い4段階があります。たとえば、ホワイトニングで歯が白くなると、D3シェードがA1シェードになったというように、白さの基準を表します。日本人のそもそものシェード（歯の色）はA3〜A3・5が標準的です。ホワイトニングを行うことで、ほとんどの方の歯をA1程度の白さにすることができます。

オフィスホワイトニングは、光を照射《しょうしゃ》することで薬剤を活性化させます。効率よく発生させた活性酸素を利用して、色素を分解してくれる仕組みで、過酸化水素《かさんかすいそ》を使います。

粘膜にあたるとやけどをするので、保護を完璧にしてから行います。保護さえできれば安全に白くできます。

一度だけでも、術前より確実に明るくなっているのですが、それを維持しようと思うとホームホワイトニングが必要になってきます。オフィスホワイトニングは前歯上下6本ずつの表面のみになるため、どうしても色調の後戻りが起こりやすいのです。ホームホワイトニングは後戻りがしにくく、可能であれば、両方行うといいでしょう。

なお、色が戻るといっても、一度ホワイトニングを行えば、完全にゼロに戻ることは、ありません。より確実にしたい場合は、半年ごとに院でのメカニカル・クリーニングを行うなどのメンテナンスやタッチアップをおすすめします。

オフィスホワイトニングは、歯科医院によって違いますが、料金は4万〜6万円。1時間半から2時間かかります。

◉ホームホワイトニング

安全で、優しく白さをキープできるのが、ホームホワイトニングです。

ホームホワイトニングとはいえ、専用マウスピースをつくる必要がありますので、一度は病院に行かなければできません。専用のマウスピースをつくってもらったら、その中にホワイトニング剤を入れて歯にセットし、2時間後に外します（海外では一晩中装着、起床時に外します）。

ワンセットを2〜4週間程度使うと、ほぼ希望の歯の色になると思います。

仕事をしながら、あるいは何かに夢中になっている2時間を利用すれば、時間の経過も気になりません。まず2週間くり返すと、日に日に明るくなっていくのがわかります。

料金には幅があり、安いところでは1万円以下ですが、通常は3万〜4万円です。値段の差は品質の差ではありません。

病院から薬剤を渡され、「持って帰って使ってくださいね」で終わりなのか、丁寧にフォローアップがなされるのかが価格の違いです。効果的なホワイトニングのためには、その後の歯のお手入れ方法や、注意事項が守られているか否か？　などを、診せていただきたいものです。

◉オフィスホワイトニング＋ホームホワイトニング

オフィスホワイトニングをまず歯科医院で行い、そのときにマウスピースもつくってもらい、あとは自宅でホームホワイトニングをするのが一番効果的です。

◉その他

アメリカではドラッグストアで手軽に販売されているシート状のホワイトニンググッズがあります。歯にピッタリは合わないのですが、シートを歯にカパッとはりつけられるもので、たとえば情報の早いキャビンアテンダントさんたちは、海外へ行って安価で手に入れているようです。アマゾンなどでも手に入ります。具体的な品名をあげると、「クレスト 3D ホワイトストリップス プロフェッショナル イフェクツ」や「LG生活健康 ペリオ クラーレン ホワイトナウ」などがあります。効果はそれぞれに期待できますが、取り扱い説明書通りに、装着時間を厳守しましょう。

また、いずれ日本でも認可されると思われるシートタイプのホワイトニング剤は、お口の中に入れると、体温で歯の形にフィットしていくすぐれものです。この製品は、2013年、ドイツのインターナショナルデンタルショーで、私が体験し、一日も早く日本に入ってきてほしいと思えました。海外ではすでに爆発的に売れているそうです。

その他、ご自宅で使う歯磨き粉をホワイトニング剤含有のものに変えるのも手軽にできる方法です。「クレスト 3Dホワイト グラマラスホワイト」などがあります。

第二章

歯周病菌はキスからうつる！

（手入れを怠る怖さ）

歯周病菌が肺炎を引き起こすことも

ある人が、交通事故に遭い、意識不明となり、呼吸ができなくなったため、滅菌されたチューブを使って気管内挿管《きかんないそうかん》しました。気管内挿管というのは、気道を確保するために、口または鼻から咽頭《いんとう》を通して気管内にチューブを挿入することです。

滅菌して挿管したはずなのに、その人は肺炎になってしまいました。

なぜだと思いますか?

口の中の細菌が、肺に入ってしまったからなのです。

恐ろしいですよね?

ご自身の身を守る一番の近道は、お口の中をキレイにしておくことです。

いつ何が起こるかわからないのですから、口の中は常に清潔にしておきましょう。口内を清潔に保つことで、健康を手に入れられる確率が、グンとあがります。

寝たきりになったときには、誤嚥性肺炎《ごえんせいはいえん》が急増します。誤嚥性肺炎は、細菌が唾液や胃液と共に肺に流れ込むことで生じる肺炎です。気管にフタをする機能、気道をふさぐ機能が衰えていると、食べ物や唾液を飲み込む際に、肺に口中の細菌が入ってしまうのです。

また、高齢者の場合、眠っている間に唾液を少しずつ誤嚥していることもあります。

この菌を調べると、嫌気性歯周病原性細菌《けんきせいししゅうびょうげんせいさいきん》がもっとも多いのです。口腔《こうこう》ケアがいかに重要かは明らかでしょう。

このような肺炎による死亡が、悪性新生物《あくせいしんせいぶつ》（ガン）、心疾患、脳血管疾患についで、第4位となっています。一日平均300人を超える人々が、肺炎で亡くなっているのです。

寝たきりにならないように、とはみなさん思われるのですが、歯の手入れまで気持ちがいかない方が多いです。しかし、実は、一番気をつけなければいけないのは、口内のケアなのです。

医学の父といわれるヒポクラテスは、細菌学などの概念がなかった時代から、口腔の疾患をなくせば全身の健康が回復すると説いていました。

デイケアに通う要介護高齢者に、歯科衛生士が口腔ケアを実施したら、インフルエンザ罹患《りかん》人数が10分の1になったという発表もされています。

口内が不潔だと、風邪もひきやすいという事実があります。細菌が口腔粘膜の粘液層を破壊するので、風邪のウイルスやインフルエンザウイルスが細胞に吸着するのを助けてしまう結果になるからです。

長く口内ケア（予防）に通っていらっしゃる方の多くは、風邪をひきにくくなったとおっしゃっています。

これは偶然ではありません。

口内の不潔な方は、気力、体力のないことが多いように思います。持久力《じきゅうりょく》もなかったりします。体力的、精神的に落ち込んでいるときは、歯の手入れをする余裕もないのかもしれません。しかし歯の手入れをすれば、体力、精神力が回復するともいえますので、自分を癒す意味でも、プロによるケアを視野に入れてみてください。

歯垢1グラムに1億個のバイ菌

ふつうに元気に過ごしている人でも、口の中には、500種類以上の細菌がいるとされています。中でも、歯周病の発症に関与している菌は大きく分けて3種類あり、このうちの1種類、もしくは複数種類の細菌が発症の原因となっている場合がほとんどです。

まずは歯周病菌が口の中にいるかどうかは、歯科で簡単に検査ができます。

プラーク（歯垢《しこう》）をとり、精製水《せいせいすい》で溶かして、泳ぎやすいようにしてから、カバーグラスをして、1000倍以上に拡大する位相差顕微鏡《いそうさけんびきょう》で見ます。ウヨウヨとかなり動いているのが見えます。

歯周病の原因となる菌もいれば、虫歯の原因となる菌もいますし、その他の雑菌もいます。

もし、菌が動いていなければ細菌のかたまりが見えないということなのです。泳ぐものがいない、細菌がいないという場合は当然映りません。けれども、ひどい場合には、精製水に溶いたけれど、それでも狭すぎて身動きできないくらいに細菌がウヨウヨいる状態もよくあります。

それを見ると、みなさん驚いて倒れそうになられます。

歯磨きをしていても悪くなる理由は、単純に細菌が取り除けていないからなのです。

日本人の20歳以上80歳未満の約8割が歯周病にかかっている!

歯周病は、歯を支える組織に炎症が起きる歯肉の病気です。

歯周病の大きな原因となるものには、まず、プラークや歯石がたまることがあげられます。

他にも、考えられる原因として、歯並び、噛み合わせ、歯ぎしり、噛み締め、ストレス、口呼吸、生活環境、喫煙、砂糖の過剰摂取、合っていない被せ物、詰め物などがあります。

肥満者や糖尿病患者は、歯周病にかかりやすいというデータがあります。

また、遺伝性の病気、血液の病気（白血病など）、皮膚の病気、降圧剤を含めた特定の薬の副作用によって歯周病の症状が出ることもあります。また、ホルモン分泌の増減、糖尿病、喫煙などにより、歯周病が治りにくくなることもわかっています。

また、米国全国健康栄養調査では、カルシウムの摂取量が少ないと歯周病になりやすいと報告しています。骨粗《こつそ》しょう症と歯周病も大きく関係しているのです。骨粗しょう症は、女性ホルモンである「エストロゲン」が急激に減少する閉経期《へいけいき》以降から、患者数が増加します。エストロゲンの分泌量が低下すると全身の骨密度に大きく影響することが知られていますが、同じように歯を支える歯槽骨《しそうこつ》にも悪影響をおよぼします。骨粗しょう症やエストロゲン分泌低下、カルシウムの摂取不足が、歯周病を悪化させる因子であることは明らかになっています。

さらに、女性は、男性よりも歯周病を悪化させやすいとされています。なぜなら、女性ホルモンに歯周病菌の増殖を促進する作用もあるからです。特に妊娠中は、女性ホルモンが増え、つわりなどで歯ブラシを使うのも辛くなるため、口内環境が悪くなりがちなのです。また、更年期の女性は、唾液の分泌量が減るので、特に細菌に感染しやすくなっています。

日本人の20歳以上、80歳未満の約8割が歯周病だそうです。これは、世界に類を見ない

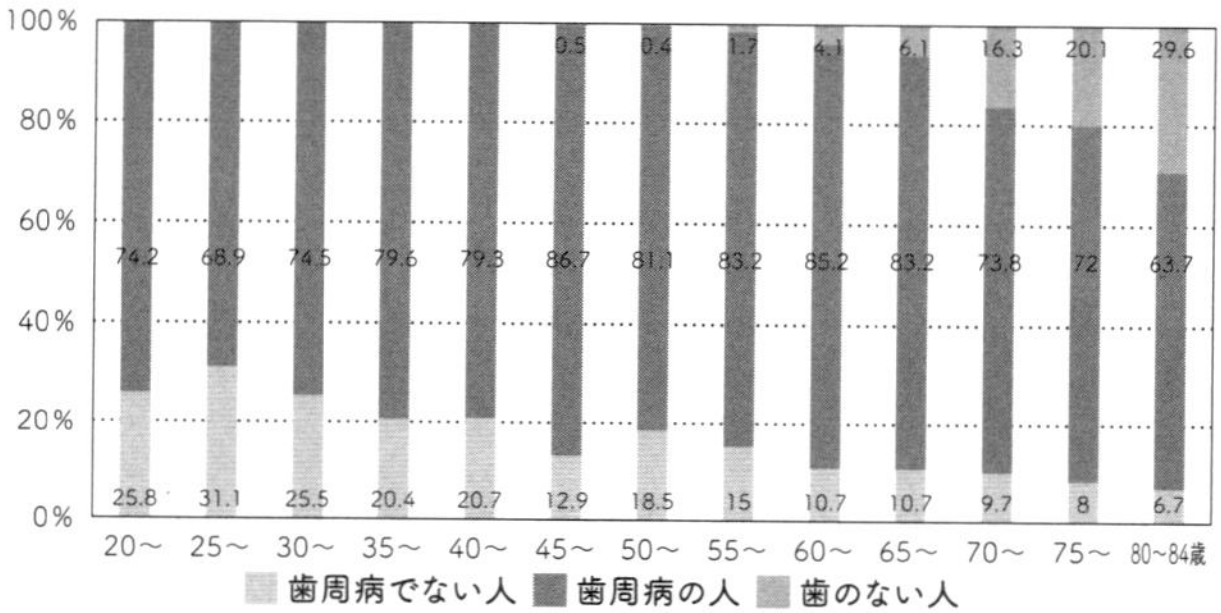

2011年歯科疾患実態調査（厚生労働省）

数字で、「歯周病大国」と呼ばれています。誇れない数字、名前ですね。

上のグラフは、歯周病の罹患率《りかんりつ》を表しています。

年齢が増すにつれて重症になり、歯周病にかかっている人の割合は40〜60歳代で多くなります。65歳以上では、歯周病や虫歯によって歯を失う人が増えるため、歯周病にかかっている人の割合が減っています。

歯周病は予防と早期発見が大切です。まずは、次のチェックリストで、自己診断をしてみてください。

【あなたは歯周病？　チェックリスト】

ひとつでもあてはまれば、歯周病の恐れがあります。

□歯を磨くと歯肉から血が出る。
□歯肉が赤く腫れている。
□歯肉を触ると痛い。
□歯と歯の間に隙間ができてきた。
□歯肉を押すと、歯と歯肉の間から膿《うみ》が出る。
□歯がぐらつく。
□歯肉が退縮《たいしゅく》し、歯が大きく見える。
□噛み合わせが変化した。
□部分義歯が合わなくなる。
□口の匂いが気になる。

なお、ひとつもあてはまらない場合でも、初期の歯周病の恐れがあります。初期段階では、自覚症状がない場合も多いからです。
朝起きたときに、なんとなく口の中に違和感（気持ち悪さ）がある人は、歯周病を疑ってみましょう。

左ページの1の図のように、歯肉だけが炎症を起こしている初期の状態を歯肉炎と呼び、それが進んで歯槽骨《しそうこつ》まで破壊された状態を歯周炎と呼びます。歯周炎は、軽度、中等度、重度と進行していきます。

歯周病は、初期の段階では、自覚症状がほとんどありません。歯肉炎の段階で治療しておけばよいのに、気づかずに悪化してから歯科を受診する方が多いのです。

健康な歯周組織

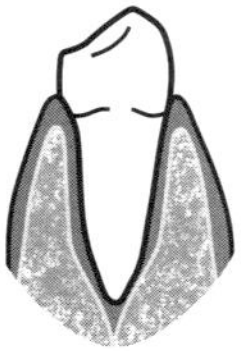

❶健康な歯肉の状態
歯肉が引き締まって、ピンク色をしています。

1）歯肉炎

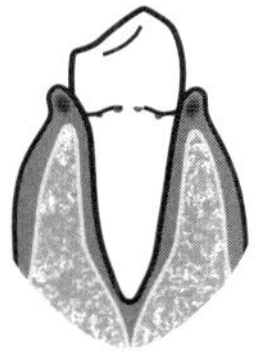

2）軽度歯周炎

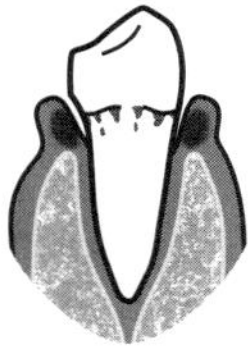

1）歯肉炎（歯周ポケット2〜3ミリ）

歯石やプラークがたまり、歯肉が炎症を起こして赤くなり、ブヨブヨになって腫れてきます。歯ブラシを使うと出血することもあります。菌のせいで、歯周ポケット（歯と歯肉の境目の溝）が深くなってきます。

この段階であれば、プラークコントロールができれば、ほとんどの歯肉炎は治ります。

2）軽度歯周炎（歯周ポケット3〜4ミリ）

見た目は歯肉炎とあまり変わりませんが、歯肉が歯からはがれ、歯周ポケットがどんどん深くなります。歯を支える骨も破壊がはじまります。

3）中等度歯周炎

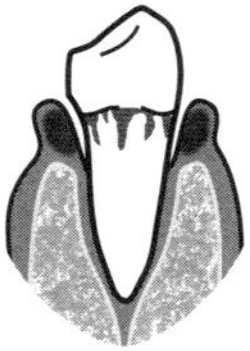

3）中等度歯周炎（歯周ポケット4～7ミリ）
歯を支える骨が破壊され、歯が動きはじめます。出血だけでなく、膿《うみ》も出はじめ、口臭がひどくなります。

4）重度歯周炎

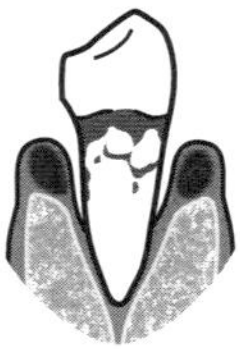

4）重度歯周炎（歯周ポケット6ミリ以上）
歯肉は真っ赤に化膿《かのう》しています。歯を支える骨がほとんど破壊され、歯がグラグラになって噛めなくなります。口臭もひどく、歯周ポケットの細菌は、歯肉の細胞を通りぬけ、血流に入り込みます。

歯周病原菌が血液中に入ると、人体に次のような症状を引き起こすリスクが高まることが疑われています。

先に述べた肺炎以外に

◉**血管の炎症による動脈硬化《どうみゃくこうか》**

◉**心臓内膜《しんぞうないまく》の炎症**

◉**脳卒中等の脳血管疾患《のうけっかんしっかん》**

◉**胃潰瘍《いかいよう》、腎炎《じんえん》**

◉**早産や、低体重児の出産**

などがあります。

歯周病菌が血液を介して、他の臓器にうつって痛めてしまうのです。

このように、歯周病は、口の中だけでなく、全身の健康に大きな影響を及ぼします。

歯周病を放置すると、骨がとけ、やがて歯が抜け落ちます。

歯を失うと、咀嚼能力《そしゃくのうりょく》が低下し、機能的な摂食障害や栄養状態の不良などが起こります。

そのことでも、細菌への抵抗力も落ち、さまざまな全身の病気につながります。

下がった歯肉となくなった骨は、外科処置をしない限りは治りません。

歯周病は、実は内服薬で除菌できる！

歯周病菌は、空気感染はしませんが、人から人へうつります。

最近のお母さんは、知識があるので大丈夫だと思いますが、昔はほ乳瓶に口をつけて、ミルクの温度を確かめるお母さんがいました。これはもちろん、行ってはいけないことで、赤ちゃんが虫歯や歯周病に感染すると危険性が高くなります。せっかくほ乳瓶を殺菌していても、お母さんの口から感染してしまう場合があるのです。

お子さん、お孫さんの口にチューしちゃダメ！　というのも、同じ理由です。

ある患者さんが、前回来院されたときは、歯肉がきれいなピンク色だった方なのに、あるときから、歯肉が赤く腫れているというケースがあります。よくよく聞くと彼ができたとおっしゃるのです。今まで細菌がいなかったのに、彼の歯周病菌に感染してしまったのですね。なお、これは外因性の感染で、病原性の強い歯周病菌が、外から新たに入り込んで感染したパターンです。

こういうときに素早く対処できるのが、抗菌性の内服療法です。生田図南《いくたとなみ》先生が顧問となられている、国際歯周内科学研究会《こくさいししゅうないかがくけんきゅうかい》という一般社団法人があります。抗菌剤および抗真菌剤を用いた内科的治療が可能であることを、セミナーなどで指導していらっしゃいます。

歯周病菌は薬で除菌できるのです。ただし、この方法は、厚性労働省で認められていませんので、自由診療になります。

この薬を1回飲むと、4時間で歯周病菌は死滅します。料金は歯科医院によって異なりますが、2000~3000円くらいです。ただし、どの歯科でもできる治療ではありませんのでご注意ください。

夫婦、恋人同士は、カップルで除菌する必要があります。基本的には1クール分の薬を飲めば、歯周病菌は死滅します。

もうひとつ、自分のプラークから歯周病に感染する、内因性の感染も多く見受けられます。

口の中はお尻よりも汚い?!

お尻は清潔にしないとただれます。お口の中も同じです。細菌が落とせないのは、おしりを拭かない状態と同じなのです。だから歯肉が腫れるのです。
歯肉に食べ物がついたままだと腐敗して匂いが出てきます。

自分の口の中なのに、匂いがわからないということは、重篤といってもよいでしょう。自分の匂いには特に、慣れてしまうものなのです。

人の家に行って、匂うと思ったことはありませんか？　自分とは違う匂いはすぐに気づきます。けれども、自分の家の匂いがわからないのと同じで、自分の口の匂いも気づきにくいものなのです。

さて、ではいったいどうすればいいのでしょうか？
どこをどういう風にお手入れしていったらいいのかな？　という意識を持つことが第一

段階です。

「私はちゃんと磨いています！」

と安心するのは少しお待ちください。

磨いていてもプラークがとれていなければ、磨いていないのと同じなのです。

そもそもなんのために、歯のお手入れをするのか？　本来の目的は、病気になりたくないからですよね。

なんだか口の中がすっきりしない、歯と歯の隙間《すきま》が大きくなってきたり、歯肉が赤いと気づいたら、今までのお手入れを反省しましょう。

遅すぎることはないのです。すべては気づいたときからはじまるので大丈夫です。

歯周病は、歯肉のケアなどである程度改善されると、そこで落ち着きます。歯周病は完治することがないため、治療により、進行をストップさせます。しかし、お手入れが悪ければ再発します。

進行が早い！　インプラント周囲炎に要注意

インプラントは、虫歯や歯周病、事故などで歯を失った場合に、外科手術によって人工《じんこう》歯根《しこん》を埋め込み、人工の歯を装着させる治療方法です。けれども、治療後のインプラント周囲炎《しゅういえん》が多発しているのが、歯科の大きな問題になっています。

インプラント周囲炎とは、インプラントのまわりに発生する歯周病のこと。インプラント周囲炎は進行がはやく、治すのは困難です。インプラント周囲炎が起きないように、予防を徹底することが大切です。

インプラント周囲炎は、かなり進行しても歯のようにグラグラしてくることはありませんので、外見からは異常を判断しにくいのですが、レントゲンをとると骨がなくなっている状況がわかります。放っておくとポロリととれてしまいます。

インプラントのまわりは、どうしてもお手入れがしにくい場所なのです。ですから、よほど注意深くケアしなければならず、炎症を起こしやすいので、専門家のメンテナンスは絶対条件です。良心的なメンテナンスをされる医院さんに通われているなら安心です。

けれども、インプラントを入れているのにメンテナンスに行っていない方は、いらっしゃいませんか？　また万が一、メンテナンスをしてくれない医院があったなら、他の院にお願いしてでも、きちんとメンテナンスをしてくれるところに通ってください。

「面倒くさい」と思っていらっしゃる方は、そもそもインプラントをすべきではないのです。これはインプラントに限りませんが、お手入れができていないと骨がとけます。骨がとけたら、インプラントは天然の歯と同様に抜け落ちてしまうのです。

時間とお金をかけているのですから、ちゃんと元をとりましょう。それにはセルフケア、つまりご自宅でご自身で行うホームケアが本当に大切です。

それと同等に大事なのが、専門家のメンテナンスです。

当院では、インプラント治療を行っていません。ですが、他院でインプラントを入れた方が、ときどき相談にいらっしゃいます。

出張続きで忙しく、メンテナンスに通えなかった方が、友達に連れられて当院にいらっしゃったことがありました。……骨がなくなっていました。「1カ月後にまた出張ついでに来てください」と申し上げたのですが、来られなくなってしまいました。最初にインプラントをしてもらった院でフォローしていただけていることを祈ります。

インプラントは特に、メンテナンスが重要なのですが、調子がいいからいいやと行かなくなってしまう方が多いのです。それで歯医者さん側も困っています。忙しくてメンテナンスに通えない方は、あきらめたほうが賢明でしょう。

ご自身のライフスタイルを、一度よく考えてください。

お客様のために、あるいは大事な家族のためにがんばって仕事をしている、そんなときにこそ健康を保つ努力が大事です。そのひとつが口内ケアなのです。

インプラントも夢と希望をもって、入れてもらっているはずです。

なぜインプラントをするのかといえば、入れ歯を入れたくない、ちゃんと噛みたいからだと思います。入れ歯のような取り外しは面倒なので、固定されたものがいいとなるとインプラントが有力候補に上がります。両隣りの歯は生きているので削りたくないということもあるでしょう。1本だけならインプラントにしたいと思うのは普通なのですが……セルフケア（ご自宅での手入れ）、プロケア（専門家による手入れ）はどちらも必須です。

第二章

9割の歯磨きはまちがっている
（真実の歯のお手入れの目的）

日本人の虫歯は先進国の中でもダントツに多い

ここまで読まれたみなさんも、虫歯の1本や2本、それ以上に治療の経験があるでしょう。

先に述べたように、日本は先進国の中で特に虫歯が多い国のひとつとして知られています。厚生労働省が6年に1度行っている調査によると、30歳頃には虫歯、あるいは虫歯等で治療した歯がひとりあたり平均10本を超えます。45歳頃までに半分近くの歯が虫歯になってしまいます。

他の国の人も、虫歯がこんなにあるのでしょうか？

残念ながら、まったく同時に調査したデータは見つかりませんが、調査時期の近い統計で12歳児を比較すると、

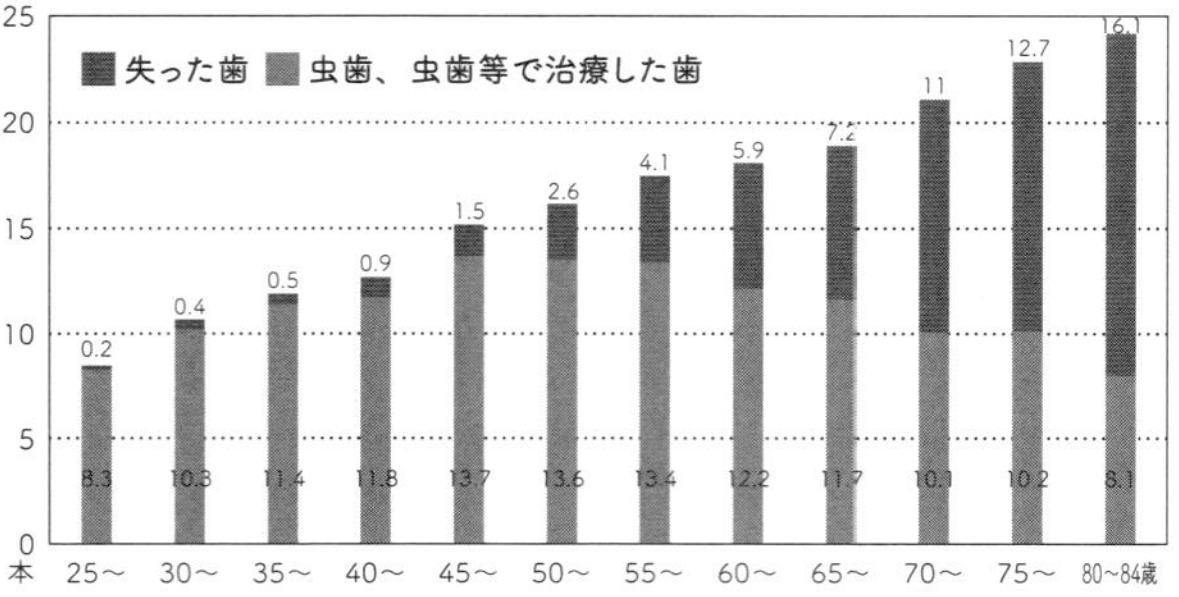

2011年歯科疾患実態調査（厚生労働省）

12歳児の虫歯の平均本数

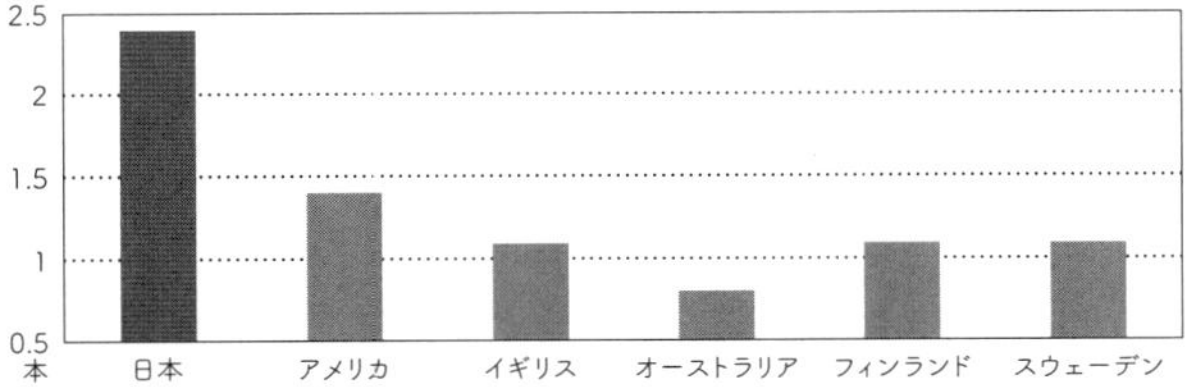

資料：1999年歯科疾患実態調査（厚生労働省）、ＷＨＯ（世界保健機関）のホームページ
調査年：日本（1999年）、アメリカ（1994年）、イギリス（2001年）、オーストラリア（1998年）、フィンランド（1997年）、スウェーデン（2002年）

日本人はひとりあたり平均２・４本の虫歯があります。

これは、先進国の中ではかなり多い虫歯の本数です。12歳児に限らず、日本は大人も子どもも虫歯がもっとも多い先進国のひとつとなっています。

日本人は、甘いものをたくさん食べているから虫歯が多いのでしょうか？　いいえ、そんなことはありません。ひとりあたりの砂糖の年間消費量を比較したデータがあります。グラフを見るとわかるように、日本人は、他の先進国に比べて甘い物を控えているにもかかわらず、虫歯が多くなっています。アメリカ、イギリス、フランス、ドイツなどの国では、日本人の２～３倍も砂糖を摂取していますが、虫歯の本数は日本人よりも少ないのです。

では、日本人は歯を磨いていないから虫歯が多いのかというと、もちろんそうではありません。日本では、毎日歯を磨いている人が95％です。１日２回以上歯をみが

ひとりあたりの砂糖の平均消費量(年間)

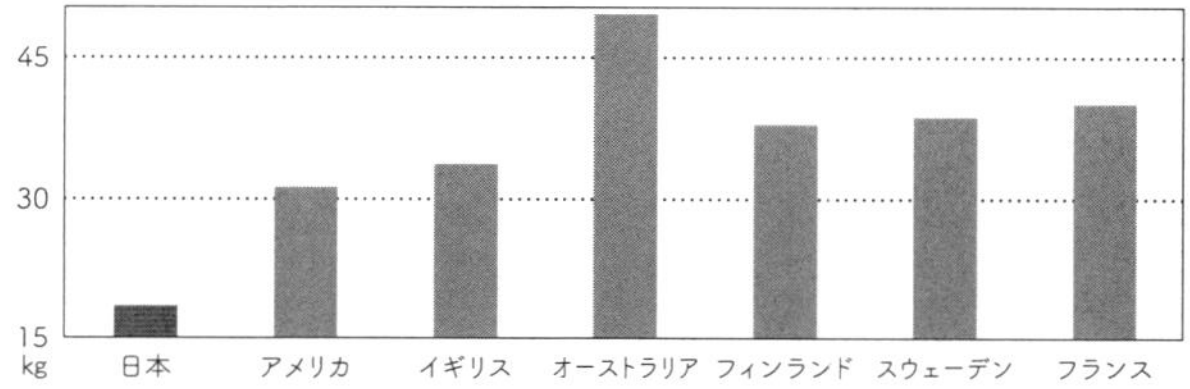

資料：農畜産業振興機構委託調査会社 LMC International Ltd. の推計（2007-2008年度）

く人は73％もいます。そして、なんと25％の人は、毎日3回以上歯を磨いているという調査結果が出ています。ときどき磨く人は全体の2％程度、磨いていない人は1％程度しかいないのです。

ここまで熱心に歯を磨いているにもかかわらず、日本人に虫歯が多いのは、他の先進国に比べて定期検診や予防処置（フッ素、クリーニングなど）の受診者が少ないことが一因としてあげられています。

アメリカ男性の76％は、虫歯がなくても歯医者に行きます。それに対し、日本男性は36％とアメリカ人男性の半数以下です。

また、一度も虫歯になったことがないと答えた人は、アメリカ人男性の25％。つまり4人に1人でした。日本人は4・5％です。

1年間で歯のケアに投資する額は、アメリカ男性が平均約3万6000円、日本男性は平均約6000円で、約6倍の差があります。

この投資額は、歯の治療にかけた金額というよりは、健康な歯を保つために、歯科でクリーニングやホワイトニングをしてもらうといったような、予防にかける金額です。アメリカ人は、半数以上が電動歯ブラシを使っていると答えていました。（パナソニックが2013年に行った「歯とオーラルケアに関する意識調査」。30代から50代のアメリカと日本の男性ビジネスマン各国200名合計400名が対象）

日本人は虫歯になるまで病院に行かないから、自分の歯ブラシの使い方、ケアの仕方が正しくないということにも気づかないのです。

そんな歯磨きは今すぐやめてください

では、正しい歯ブラシの使い方とはどのようなものでしょうか？

まず、大きな歯ブラシをシャカシャカ大きく動かしながら、ガシガシ磨くと、歯や歯肉を傷つけてしまいます。

お昼休みなどにOLさんたちが、鏡を見ないで目を閉じて、磨いているのも、よく見かけます。なんのために、歯のどこを磨いているのでしょうか?

せっかく歯ブラシを使うのなら、ブラシの先をあててほしい場所があります。

歯ブラシの毛先をあてるべき場所は、虫歯になりやすい場所、つまりプラークがたまりやすい所なのですが、それは3つあります。この3つを重点的にお手入れすることが虫歯予防に一番効果的なのです。

1)歯と歯の間(全体の約5割にあたる部分)

歯と歯の間以外は、歯ブラシでカバーできます。

ですが、歯と歯の間をケアするには、フロスや歯間ブラシがどうしても必要になります(使い方は後で詳しくご紹介します)。

プラークがたまりやすい所

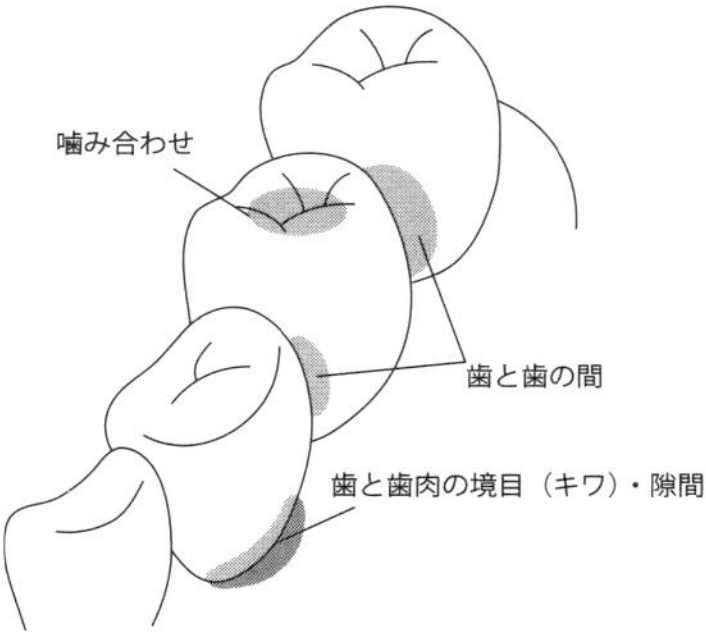

つまり、歯ブラシだけでは、この場所のケアは不可能ということなのです。

2）歯と歯肉の境目

ここの細菌を落とせば、歯周病予防にもなります。歯肉を傷つけないようにプラークだけを落とすことが大切です。

けれども、歯周病で、歯と歯肉の境目にすでに深いポケットができてしまっている方は、どんなにがんばっても、自分ではなかなかプラークを落とすことができません。歯科で定期的にケアし、歯周病を治すところからはじめましょう。

3）奥歯の噛み合わせの溝

どこに歯ブラシがあたっていますか？　鏡でよく見

てください。

噛み合わせ部分の、くぼんで複雑な形状をしている所が虫歯になりやすいので、その溝をしっかりとケアしましょう。

具体的にどのようにケアを行うのかについては、次章で詳しく解説します。

歯を磨くのではなく、「細菌をコントロールする」

歯科を訪れるほとんどの方は、どこかが悪くなってからいらっしゃいます。

噛み合わせの問題以外は、大半が歯のセルフケアの問題です。つまりプラークコントロールが不十分なので、歯が悪くなって来られるのです。

悪いところを治し、治した所を長持ちさせ、健康な歯は健康なまま保ち、これ以上悪くならないお手入れの方法があれば、知りたくありませんか？

そういうと、ほとんどの方は、知りたいとおっしゃいます。

けれども、お手入れが1回では無理です。正しいケアを身につけて、何度も根気よくケアをして、毎日の習慣にしてしまうことが大切なのです。

治した歯だって、またどうせ悪くなるでしょ？　と思っていらっしゃるあなた、ご自分の手で歯を守る本当の意味でのお手入れの仕方をぜひ覚えてください。

生えてきたときは健康な歯だったのですから。もちろん、いろいろな条件が重なって虫歯や歯周病になるわけですが、最大の原因はプラークが取り除けていない（プラークコントロールができていない）ことです。

その場所は、前述したように、奥歯の噛み合わせ部分、歯と歯の間と、歯と歯肉の境目です。

歯ブラシ、フロスや歯間ブラシの詳しい使い方は４章でご紹介しますが、虫歯でない歯も、いい状態で保つために、何回か使い方の練習が必要です。難しいことではありません。慣れれば２分程度のケアです。２分以内にすべての歯のケアを終えるようにすると歯に優しいのです。フロスは30秒くらいでできるようになります。

毎日ケアしなければ、歯と歯の間、歯と歯肉の間、奥歯の溝、詰め物の間などにプラークをためこんでしまうことになります。なんだか歯の表面がヌルヌル、ザラザラすると感じるのは、明らかにプラークやバイオフィルム（菌が集まってへばりつく状態）があるということです。

ご自宅のキッチンのシンクは、しばらく放っておくとすぐにヌルヌルしてきます。毎日優しくスポンジでこすってあげていたら、ラクにキレイになります。歯のお掃除も同じなのです。

ゴシゴシしすぎると歯は削れていく！　水がしみる！

お手入れの際の力の入れすぎも要注意です。

強い力でゴシゴシしすぎると、歯が少しずつ減るだけでなく、長年の間には、知らないうちに欠けることもあります。

舌でさわると歯の表面に段差《だんさ》を感じることがあります。これは詰め物が合っていない、もしくは、もともと詰めていたものがとれてしまった部分かもしれません。

なんだか欠けた感じがする、くぼんでいるところがあるという場合には、一番弱いところから歯が折れるということもよくあります。一度折れたら元にもどらないので、注意が必要です。欠けている歯があったら、折れてしまう前に歯科に相談してください。

奥歯などの場合、噛み合わせがきつすぎて、また歯ぎしりや強く噛みしめる癖によって、歯が欠けている場合もあります。

通常は、小臼歯《しょうきゅうし》から大臼歯《だいきゅうし》の外側、表側だけ欠けますが、重傷だと内側も欠ける場合もあります。

もし、欠けた部分に象牙質《ぞうげしつ》が露出していると、エナメル質よりもやわらかいので、通常の歯ブラシ使いでも傷つきやすいのです。


水がしみるときは、歯が欠けた部分からの場合が多いです。

つめでひっかけてみると、尖《とが》った感じで欠けていて、そこから水がしみるという場合です。なお、水がしみるという知覚過敏《ちかくかびん》の症状は、歯が欠けて起こる場合もありますが、年齢や歯周病の悪化で歯肉が退縮《たいしゅく》してきて、歯の根の部分が露出してくることによって起こる場合もあります。

もちろん、虫歯があるから水がしみるという場合もあります。

他にも詰め物の適合性が悪いなどいろいろなケースがあります。それを診断するのは専門家です。

知覚過敏用の歯磨剤（歯磨き粉）も最近はたくさん出ています。私がおすすめしているのは、「シュミテクト」です。ずっと以前から欧米では「センソダイン」という名称で発売されていたもので、海外での販売実績もあるのでおすすめしています。

エナメルケア用（歯質を強化する成分が入っている）と歯周病用（歯肉のケアをする）があるので、歯周病でなければ、エナメルケア用を選びます。

虫歯は、「3つの輪」が原因となる

虫歯は、歯の表面についた糖が細菌に分解されて酸《さん》になり、エナメル質の無機質《むきしつ》を溶かす（脱灰《だっかい》）ことで進行していきます。

虫歯には、次の5大原因が挙げられます。

1. 歯（歯質）

虫歯になりやすい人と、なりにくい人がいます。

同じようなものを食べ、同じようにケアしていても、歯の弱い人は虫歯になりやすいのです。

歯や口の中の形態《けいたい》、歯ならび、唾液《だえき》の量などにも左右されます。

5分ほどガムを噛み、唾液を出す検査があります。唾液を調べるだけで、唾液の分量が多いか少ないか、再石灰化の力がどのくらい強いか、細菌の数などがわかり、虫歯リスクや虫歯の予防法がわかります。

歯ブラシを使ってないのに虫歯にならない人もいます。うらやましいですが、それは確実に歯の質の強さですね。

とはいえ、歯周病にならないわけではないので、プラークコントロールが必要です。

2. 細菌

歯磨き下手の人は、細菌を口の中で飼っているようなものです。

虫歯の原因となるプラークや歯石《しせき》は、歯についた食べカスではありません。細菌のかたまりがプラークなのです。

そして、そのプラークが唾液の成分によって石灰化したものが歯石です。

つまり、歯磨きでは「細菌を取り除く」ことが重要なのです。

3．糖（特に砂糖）

甘いものを食べる人は、食べない人に比べて虫歯になりやすいのは当然ですが、飲み物にも糖分が含まれているので要注意です。

たとえば、健康的なイメージのスポーツドリンクや野菜ジュースの中にも糖分がたっぷり含まれています。

うどんや果物にも糖質が含まれているので、私は患者さんに注意をよびかけています。

4．時間

砂糖入りのアメやガムは、もっとも歯に悪い食品です。

なぜならば、口の中にとどまっている時間が長いからです。

ここでいう「時間」とは、口の中に食べ物が、あるいは食べカスが、とどまっている時間の長さを表します。

最近では、歯ブラシを使う時間は、食後30分を経過した頃がいいと言われています。とはいえ、すべての方がこれを厳守しなければならないわけではありません。お酢、スポーツドリンク、飴、柑橘類《かんきつるい》などの酸性飲食物を頻繁《ひんぱん》にとる方にあてはまります。

食後すぐに歯ブラシを使いたい場合もあるでしょう。虫歯リスクの高い方は食後すぐ、ぶくぶくとうがいをしてから、歯ブラシを使うことをオススメします。

5．環境

これは、口内環境のことです。食事時間が不規則な人は、要注意です。

なぜなら、食事や間食の際には必ず口の中が酸性に傾き、虫歯になりやすい状態になります。

時間がたつと、もとの中性の状態に回復するのですが、食事が不規則だったり、間食が多い人はｐＨ《ペーハー》（酸やアルカリの単位）が回復する間がなく、つねに虫歯になりやすい酸性の状態が続くからです。

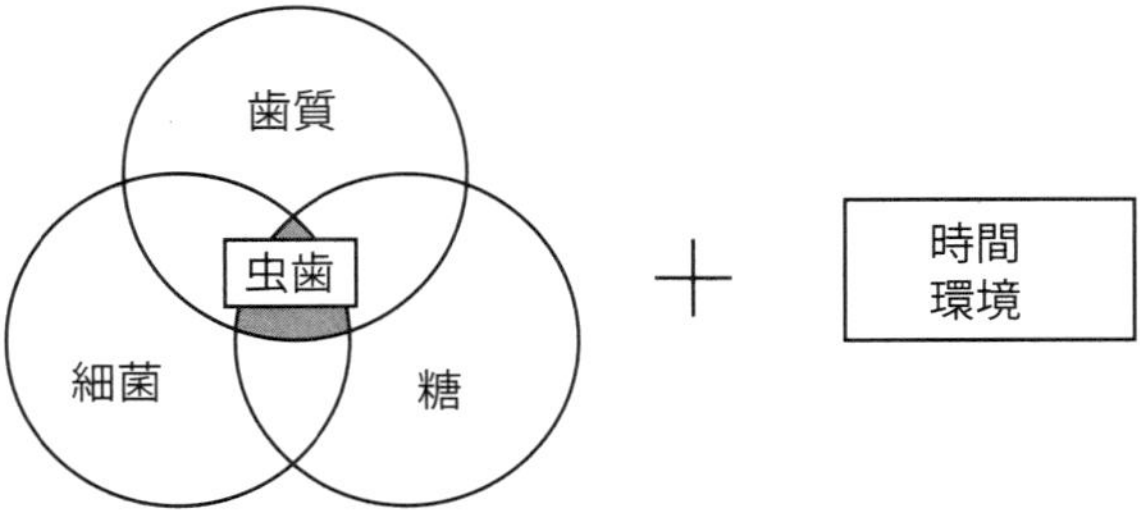

なぜ、以上の5つが虫歯をうみだすのでしょうか。

考え方としては、上の図のように3つの輪が重なった状態を想像してください。

2つの輪が重なっただけでは、虫歯になる恐れはあまりありません。

ところが3つの輪が重なって、しかも長い時間が経過し、酸性の環境が続いたときは、確実に虫歯になり、歯が溶けます。逆に考えれば、この輪を重ねないことで、虫歯になりにくくなるともいえます。

それぞれの原因を遠ざけることは、誰でも簡単にできます。「私は歯が弱い」とあきらめている方でも、正しいケアを心がければ、虫歯を遠ざけることができるのです。

歯と全身のために避けたい3大悪

虫歯予防、歯周病予防、そして全身の健康のためにとくに避けてほしいものがあります。

それは、酒、タバコ、白砂糖です。

★お酒

日本酒以外のお酒は、体を冷やします。日本酒でも適量でないともちろんダメです。

アルコール分解酵素がない人もいます。

飲めるけれど実は体質に合っていない人もいらっしゃいます。

毎日飲んでいる人が、お酒を1週間やめてみたら、それだけで歯肉の腫れがひいた例もあります。

★タバコ

タバコは血行を悪くします。また、ニコチン性口内炎という病気になることがあります。

重症になると、小唾液腺《しょうだえきせん》がふさがってしまい唾液が出にくくなることもあります。

ニコチン、タールが歯につきやすくなり、着色の原因になります。

体の新陳代謝が悪くなります。

これらのことから、歯周病になっている方、インプラントを入れる方は、禁煙治療をすすめられます。

★白砂糖

虫歯菌は砂糖が大好きです。

また、砂糖を食べると体の免疫力が下がります。

砂糖を分解するのにカルシウムが必要になります。もともと体には天然のカルシウムがありませんので、仕方なく、体の骨や細胞のカルシウムを消費せざるを得なくなります。

すると骨粗鬆症《こつそしょうしょう》につながります。

砂糖は毒なのです

虫歯の大きな原因として、砂糖を挙げましたが、3歳まで甘いものを覚えさせないようにすることが大切です。このような環境で育った子どもは甘いものを好まなくなります。大人の感覚で、甘いものを食べると幸せだと思ってしまうのですが、甘いものを知らなければ、当然のことながら甘いものを食べたいと思わなくなるのです。現にそのような子どもたちをたくさん見ています。

甘いものが食べたくなるのは、砂糖の依存性によるものです。砂糖には、麻薬のような依存性があり、過剰摂取によってさまざまな病気の引き金になります。空腹でもないのに食べたくなる過食症等は、糖質の過剰摂取が原因です。

ただし、砂糖をとらないようにどんなに気をつけていても、加工食品ばかりを食べたり、外食が多かったりすると、材料に砂糖が使われていて、知らず知らずのうちにたくさんの砂糖を摂取しているかもしれません。

歯のためにもなるべく手作りの食事がよいようです。

お子さん、お孫さんの歯を守って！

赤ちゃんから幼児期の乳歯は、生え変わるから虫歯になっても大丈夫なんてことはありません。乳歯の虫歯は、永久歯にまで悪影響が出ることがあります。

乳歯から永久歯に生え変わり、その歯と一生つきあうわけですが、それぞれの年齢の歯には、その形状や歯質などにより、お手入れ方法が違います。

6歳の頃に生えてくる、6歳臼《きゅう》歯《し》（第一大臼歯）は、とても虫歯になりやすい歯です。1年から1年半かけてゆっくりと生えるので、生えはじめの頃は、歯肉が半分歯にかぶっているのです。気づいた頃は虫歯になっているケースもよくあります。

また、生えたばかりの歯のエナメル質は酸に弱く、そのうえ、噛み合わせる部分に複雑な溝があり、そこにプラークがたまりやすいのです。

12～13歳頃に奥歯7番目の歯が生えてきます。こちらも同様に、とても虫歯になりやすい弱い歯質です。

これらの歯を虫歯にしないために、あらかじめ深い溝を埋める予防方法があります（シーラントと呼ばれる処置です）。ただし、十分なセルフケアとプロケアが施されていれば、シーラントをせずに過ごすことも可能です。

成人の方だと、噛み合わせのところからよりも、歯と歯の間の虫歯のほうが心配なのです。

年齢とともに、噛み合わせの凹凸が減ってきて溝が浅くなると、プラークがたまりにくくなるので、そこから虫歯になるリスクは低くなるのです。

けれども、歯と歯の間は年齢とともにあいてきます。あいた部分にびっしりとプラークがつきやすくなるので、フロスや歯間ブラシが必須になってくるのです。

歯年齢というのがあります。この歯だと何歳くらいかという判断ができます。

とはいえ、年齢の割には若い歯も、もちろんありますし、歯ぎしりが激しい人は、歯の減りが多いということもあります。

どちらにせよ、年齢にふさわしいお手入れの方法がありますので、しっかりと身につけて、セルフケア（お子さまの場合はご家族の方が）していただきたいものです。

あるとき、私どもの院に、お母さまと10歳のお子さまがいらっしゃいました。お子さまの歯を見ると、すべての歯が、脱灰していました。一番外側のエナメル質が溶けている状態です。乳歯と永久歯が両方生えている混合歯列期《こんごうしれつき》ですが、大切な6歳臼歯は虫歯になっていました。

形成不全《けいせいふぜん》という成長不全の状態で、エナメル質が完成しなかった所にさらに汚れがくっついてしまったので、歯が溶けやすくなったのでしょう。

このケースは、プラークコントロールのレッスンと、除菌をしてミネラル補給を行い続けることで、虫歯の進行を抑制することができています。

オゾン除菌、ミネラル補給は自由診療になるので、歯科医院によりますが、あわせて6000円程度の負担になります。

痛い歯だけ削って詰めて終わりの治療で、その後、一生虫歯にならないかどうかは、保証できるものではありません。

日常で目にするのは「ついこの前治療してもらったのですが……ずっと痛いんです」「一年前に治療したのですが……詰め物が取れてしまいました」というような患者さんです。

このようなお悩みから逃れるには、これ以上虫歯にしない実践法を毎日行っていただくことにつきるのです。たいていは、悪くなったら治して、また悪くなってのくり返し。それをそこで止めることができるのですから。

虫歯でないのに、歯が欠けるトゥースウェア

大人でも虫歯ではないのに、歯が欠けたり溶けたりすることがあります。

虫歯、歯周病と並ぶ「歯科3大疾患」として、最近、問題になっている「トゥースウェア」がそれです。Tooth《トゥース》は歯、Wear《ウェア》はすり減るという意味です。

この原因としては、次の4つが考えられています。

①酸蝕《さんしょく》（Erosion） 酸による歯の化学的溶解

②**咬耗《こうもう》**（Attrition）　接触による機械的な磨耗
③**磨耗《まもう》**（Abrasion）　接触以外の機械的作用による歯の磨耗
④**アブフラクション**（Abfraction）　荷重による歯質の喪失

特に酸蝕については気をつけなければいけません。これを患っている状態を酸蝕症といいます。黒酢や柑橘系の果物、梅干しなどは酸性度が高いため、食べると歯を溶かしてしまうのです。

これを防止するには、前述したように、食後30分以上経過し、お口の中が、中和されてから歯ブラシを使うようにしましょう。

第四章

自分の歯は自分で守る！（セルフケアの仕方）

たったの2分でプラークコントロールできる

くり返しますが、セルフケアの鍵は、プラークコントロール。

つまり、歯磨きではなく、お手入れの仕方を変えることなのです。

実は一度覚えてしまうと、歯のお手入れが楽しくて仕方がなくなります。お口の中が汚れてくると、気持ちが悪くなってきて、早く汚れを落としたくなるという状況を脳が認識してくれるようになるのです。

これは健康でいられるための一生の財産になるノウハウです。


私が患者さんにお教えする場合、ご本人が歯ブラシをあてているはずなのに、染めると赤く染めだされるポイントを選び出します（染めだしについては後述）。まずはご自宅でお使いのブラシでデモンストレーションを行います。力も必要ありませんし、動かし方もわずかに振動《しんどう》させる程度、ゴシゴシと動かす必要はありません。

そのようなやさしいタッチと動かし方でも、プラーク（歯垢）が落ちていく様子に誰もが驚きを隠せないでいる姿を、約30年間見続けてきました。
「こんなに簡単に落ちるなんて」と、ほとんどの方がこのようにつぶやき、そして、自分にもできそう、という希望がわいてくるようです。プラークコントロール法の練習は来院の都度行っていくわけですが、徐々にお口の中がスッキリしてくる感覚がわかってくると、「この部分はどうやってあてるんですか？」などと一生懸命に質問をしてこられるようになっていきます。

この本を手にしてくださったみなさま、ぜひ正しいケアをご自身のものにしてくださいね。

ケアのコツがつかめてきますと、プラークを取り除く目標の数値になるまでの時間が短くなっていきます。

歯科衛生士になりたての頃は、プロといえども自分自身のプラークコントロールは難しく時間がかかりました。また、慣れてくると今度は、ついつい時間をかけて、さまざまな道具を使って磨き上げようとしてしまいがちです。しかし、みなさんは、歯磨きなんて面倒極まりなく、できるだけ簡単に短い時間でキレイになる「歯磨き」方法を知りたいと思っているでしょう。

そのためには、ポイントをおさえてリスクの高いところに焦点を絞り、プラークを落とすことで、最終的には2分以内の仕上げ術も手に入れることができます。あきらめることなく、少しずつでも良いので続けられれば、必ずプラークスコア10％以下になる自分術をマスターできます。

日本人の平均歯磨き時間は1分40秒前後といわれていますが、その平均時間程度で仕上げられるならば、こんなに嬉しいことはありませんね。同じ時間でも、コツをつかんで、ポイントをおさえれば、虫歯や歯周病のリスクは相当減ります。

ただし、毎回100％のプラークを取ろうとすると無理があります。プラークが成熟するまでに8～48時間かかりますので、それまでの間に1度パーフェクトに取り除くだけでも、虫歯や歯周病にかかりにくくなるものです。

「なぜ歯を磨くのでしょう」と聞かれ、すぐに答えられる方はそんなに多くはいらっしゃらないように思います。

患者さんで、スポーツクラブのパーソナルトレーナーのHさんのおっしゃっていたことです。

「僕は首から下のことは熟知《じゅくち》していますが、歯のことはまったくわかっていませんでした。特に困っていませんでしたし。しかし、今回歯肉が腫れていますといわれたときには、正直驚きました。歯は磨いていて少なからず自信はあったのですが……。過去にかかっていた歯医者さんでは、自覚症状のある歯だけを治療して終わっていたこともあり、歯磨きに関しても『こんな感じで磨いてくださいね』といわれる程度で、具体的に教えてもらったことはなかったです。こちらの医院では『自分の歯は自分で守れる！　そのためのプラークコントロールスキルをマスターしてみたいと思いませんか？』と提案され、再び驚きました。目からウロコでした」

健康に対して非常に高い関心を寄せているHさんは、来院ごとのプラークコントロールレッスンで、プラークをキレイに落とせる箇所が増えていきました。ある日こんなお話をしてくださいました。

「先日、仕事で別の場所に出向いたとき、お昼を食べてお手入れをしようと思ったら、歯ブラシを忘れたことに気づき、仕方なくコンビニで歯ブラシを買って使ったのですが、スッキリしないんです。ちょっと形状が違うだけで、毛先の届き具合が全然ちがうんですね」

Hさんはこの時点で、お口の中のコンディションを感じる力がついてきたのがわかります。また、歯ブラシの特徴も感じ取れるようになっていますね。

お口の中がキレイになった感覚を一度でも味わうと、そこから汚れていったときに気持ち悪さに耐えられなくなり、早く磨きたくなるものなのです。Hさんはまさにこのステージまで来られたのです。

この感覚を感じられるようになれば、あとは細かなところまで注意を向けることができますので、目標達成までそんなに時間はかからないでしょう。このあと、おそらく1～2週間でプラークスコア10％以下を達成できるでしょう。


この本でお伝えする「歯のお手入れ」の目的は、「プラークを取る」ことです。


もし歯の間につまった汚れを大ざっぱにとるだけなら、一本ブラシ（ワンタフトブラシ）のシステマなどを使うとよいでしょう。一本ブラシは、通常の歯間ブラシより奥歯に届きやすく、デンタルフロスよりも手軽で歯と歯の間につまっているものはよく取れます。

あとは、デンタルミラーが手に入れば、歯の裏側の隅々まで、楽しみながら歯のお手入れができることでしょう（アマゾンなどでも手に入ります）。

私は患者さんに、専門家仕様のデンタルミラーをおわけしています。すると「ここが前よりもキレイに磨けるようになりました！」などとみなさん楽しそうに見ていらっしゃいます。歯の裏側が見えたら、狙いを定めることができます。見えると苦手意識をとってくれますので、一度お試しになってみてください。

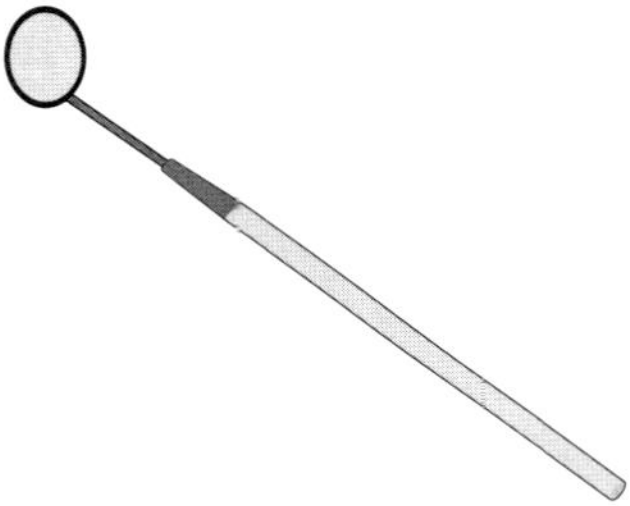

専門家も同じで、たとえば歯石《しせき》がついている場所が見えるところはとりやすく、見えない場所の歯石は非常に取り除きにくくなります。歯肉の中にある歯石は見えませんので、訓練を重ね、感覚を研ぎ澄ませて除去していきます。

歯肉が炎症を起こしている場合、ポケットの中のお手入れは、感染の危険がありますのでご自身では行わないようにしてください。専門家に任せましょう。

そして、歯周病を改善したい、防ぎたい方は、デンタルフロスを使いましょう。詳しい使い方はイラスト入りで後述します（138～139ページ）。

歯と歯の間の歯肉のキワに、フロスを入れて、フロスで歯を囲むように押し付けてプラークを落とします。プラークがキレイに落とせるとキュッキュッと軽快な音が鳴ります。これが仕上がりのサインです。

歯ブラシでは決して届かない場所ですので、隣接面《りんせつめん》とその歯周組織のケアには絶対に欠かせないお手入れ用品として習慣にする必要があります。それだけでも炎症はだいぶ改善します。

歯の汚れは染めださないとわからない

まずは、みなさんの普段のお手入れの状況を確かめてみましょう。

いつも通り磨いてみてください。磨き終わりましたらよくゆすいでください。

歯と歯肉を確認するようによく鏡を見ながら、下の糸切り歯の歯と歯肉のキワのところを爪でひっかいてみてください（歯肉を傷つけないように注意してください）。白いものが爪についてくれば、それはプラークです。

プラークは歯と同じ色味を帯びていますので、そのままではわかりにくく、そのために磨き残してしまうのが現状です。単なる歯磨きから本物のプラークコントロールを身に着けたいと思われている方は、まず、市販の染めだし液を利用するなどして、染めだしを行ってみてください（歯科医でも可能です）。歯に残っているプラークが赤く染めだされ、はっきり確認することができます。ここまでできれば50％キレイになったも同然です。あとはその赤いプラークを落とせばよいのですから。

とにかく、まずは歯を染めてみてください。

たいてい、隣接面（歯と歯の間）、隅角部《ぐうかくぶ》（歯の隅）、歯頸部《しけいぶ》（歯と歯肉の境目）がどうしても残ってしまうものです。特に歯と歯の間、歯と歯肉の境目はプラークが付きやすく落としにくい場所ですので、ここから虫歯になったり、歯肉が腫れてくるのも頷《うなず》けます。

ご自分の得意なところと苦手なところを正しく知ることが、プラークコントロール上達への第一歩となります。これをくり返すうちに、キレイな歯の面とヌルヌルしたプラークの違いを見分ける力も身についていきますので、期待していてください。

これこそが歯の健康をとりもどす切符となります。

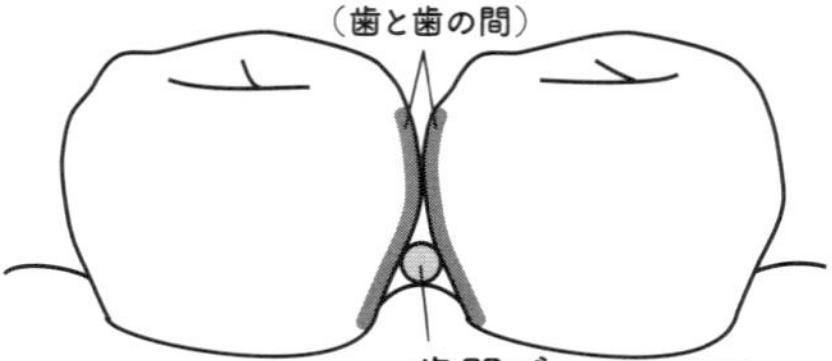

歯ブラシだけでは6割しか汚れが落ちない

実は歯ブラシだけでは、プラークが約61％しか落とせていないのです。歯ブラシでは落とせない歯と歯の間をデンタルフロスで落とすことによって79％、歯間ブラシを使うと85％のプラークを落とせるようになります。

残りの15～20％は歯科でクリーニングが必要です。

特に歯周病で歯肉が下がりはじめる30代以降は、歯ブラシとフロスの使い分けが必要になってきます。

歯間ブラシの得意なエリアと、フロスの得意なエリアがあるので、この特徴を有効に活用してください。

歯間ブラシは、隣接面の、歯の根元の三角の隙間がある場合に、フロスは、歯と歯の間が狭い部分に適しています（上のイラスト

歯間部のプラーク除去効果

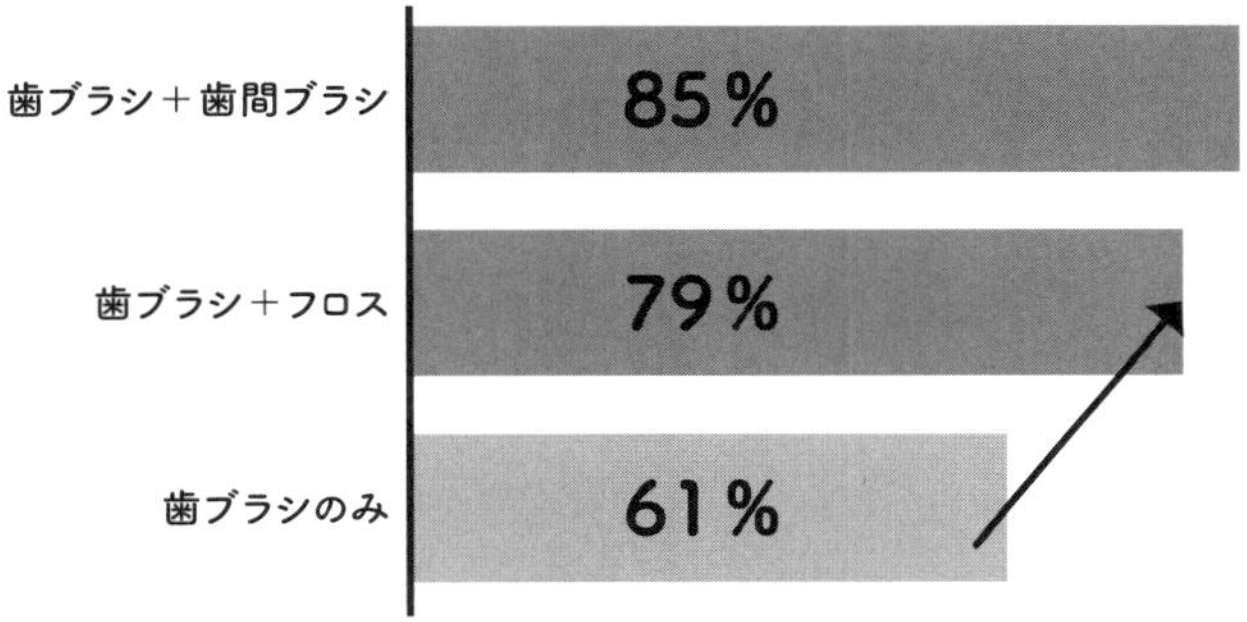

（歯間部の歯垢を「100」とした場合）日歯保存誌、48、272（2005）

参照）。

歯と歯の間に隙間《すきま》がない方は、フロスのみで十分でしょう。

ただ、たいていは年齢と共に歯肉が退出《たいしゅつ》してきて、根もとが露出《ろしゅつ》してきます。根の表面の形状はその内側に入っている根管《こんかん》（神経が入っている管を根管といいます）の数に合わせて決まってきます。つまり、歯根《しこん》の表面の形はストレートではなく、くぼんだところがあり、フロスを頑張って通してもプラークが残ってしまいます。

その場所から虫歯ができたり歯肉が腫れてきたりすることがありますので、歯間ブラシとの併用が必要です。その効果は確かですのでお試しください。

歯ブラシ、歯間ブラシ、フロスの詳しい選び方、使い方は後述します。

マウスウォッシュは歯ブラシの代用ではない

口のお手入れといえば、マウスウォッシュを使っている方もいらっしゃるでしょう。

マウスウォッシュ（デンタルリンス）は、「洗口液《せんこうえき》」と「液体ハミガキ」の2タイプがあります。「洗口液」は、口をすすぐだけで効果が得られますが、「液体ハミガキ」はブラッシングをすることで効果を発揮します。お口の状態や目的に合わせて、マウスウォッシュを選びましょう。

「洗口液」タイプは、歯ブラシの使用前に使います。これも、液体歯磨きともいわれますが、うがいをしたからといって、歯ブラシを使わなくていいということではありませんので、ご注意ください。

また、口をすすいだ後に、ブラッシングが必要なものもあります。商品の表示をよく見て選びましょう。

プラークはバイオフィルムという膜で形成されていて、通常のうがいでは破壊されません。

忙しくて歯ブラシが使えないときに、プラークを分解・除去する薬用成分「デキストラナーゼ酵素」が配合されている、ライオンの「クリニカクイックウォッシュ」など便利な商品もあります。すすぐだけでプラークを分解・除去し、虫歯・口臭を予防するとうたっています。過信は禁物ですが、歯ブラシを使えないときは、洗口剤のみでも構わないでしょう。

歯ブラシは食後30分以内に使わない？

歯ブラシの話を詳しくします。

近年、食後30分経ってから歯を磨きましょう！　というのが、巷《ちまた》でとなえられていますが、実際にはどうなのでしょう。昔は食後3分以内に歯を磨きなさいと教わったものですが、実はこれも本当です。虫歯リスクの高い方、現に虫歯を抱えている方は食後できれば5分以内ぐらいにはブラッシングされるのが望ましいようです。

食事をすると口中が酸性になって歯の表面が溶け出します。これを脱灰《だっかい》といいましたね。唾液《だえき》が出ることで、再石灰化《さいせっかいか》されます。歯の表面は、脱灰と石灰化を常にくり返していますので、脱灰の原因物質である食物残渣（食べかす）やプラークを早めに取り除く必要があります。

食後30分といわれているのは、酸蝕症《さんしょくしょう》でもともと歯の表面が溶けてしまっている方は、食後すぐに歯ブラシをあてるのは危険ですよ、ということで30分経ってからブラシをあててくださいという流れになったのです（酸蝕症は93ページ参照）。

これらのお悩み対策として、ブラシをあてるのではなくガムを噛むという方法もあります。食後に日本歯科医師会推薦の「キシリトールガム」、またはリカルデントのガムを10分程度噛むのが有効といわれています。実際に小学校でもガムを噛んだら虫歯が減少したという事例も出ています。

キシリトールガムは、虫歯の原因にならない甘味料（キシリトール、マルチトール等）が使われ、歯の再石灰化を増強するフクロノリ抽出物《ちゅうしゅつぶつ》（フノラン）、リン酸一水素カルシウムなどが配合されています。キシリトールはシラカバのエキスからつくられた甘味料で、糖尿病患者さんのための食事にも使われます。

虫歯菌は、砂糖を分解して粘着性物質《ねんちゃくせいぶっしつ》と酸性物質《さんせいぶっしつ》を出すのですが、キシリトールは分解されないので、虫歯菌が毒素を出せないのです。

食後にキシリトールガムを噛むと、物理的に噛み合わせの間につまった食べ物を取ってくれますし、唾液も出ますので、酸性に傾いた口の中のｐＨ《ペーハー》を中和し、歯の再石灰化にも働きかけてくれます。

小学生以上のお子さんがいらっしゃる家庭であれば、「口を閉じて、奥歯で噛んでね」と歯ブラシを使う前に10分くらい噛ませるのもよい方法です。

ガムを噛むときには、クチャクチャという音をあまりたてないように、口を閉じて噛むことをルールにしましょう。というのは、口が開きがちなお子さんは、口呼吸をしているため、すぐ風邪をひきます。口を閉じて噛む癖をつければ、鼻呼吸の練習にもなります。

ガムを噛んでいるうちに、食べカスなどの大きな汚れはとれますし、口の中が自分の唾液で中和されてから歯ブラシを使うので、歯が削れることも防げます。

最近のお子さまはごはんをあまり噛まずに飲み込む傾向が強く、よく噛む訓練にもなり、あごも口輪筋《こうりんきん》も鍛えられ、顔が引き締まります。

ケア効果がすぐ現れる歯ブラシの選び方

歯ブラシは、毎日使うものです。ですから、効率的なケアができるような歯ブラシを選びましょう。一番よいのは、歯科医院でご自身の歯に合った歯ブラシを選んでもらうことですが、自分で選ぶ際の目安をお伝えしましょう。

◉ブラシの幅は歯1〜1・5本分が目安

歯ブラシを横から見たときの、ブラシ部分の幅（ヘッドの長さ）は、自分の奥歯1〜1・5本分の幅であれば、歯にあたりやすいです。

人それぞれ、歯の大きさは違いますので、選ぶ歯ブラシの毛幅も違って当たり前ということになります。

もし、歯3本分の毛幅の歯ブラシを選んだとしても、主に使うのは先端（イラストのつま先部分）と、かかと部分です。

とはいえ、これは、ふつうの歯ブラシを選ぶ際の目安です。

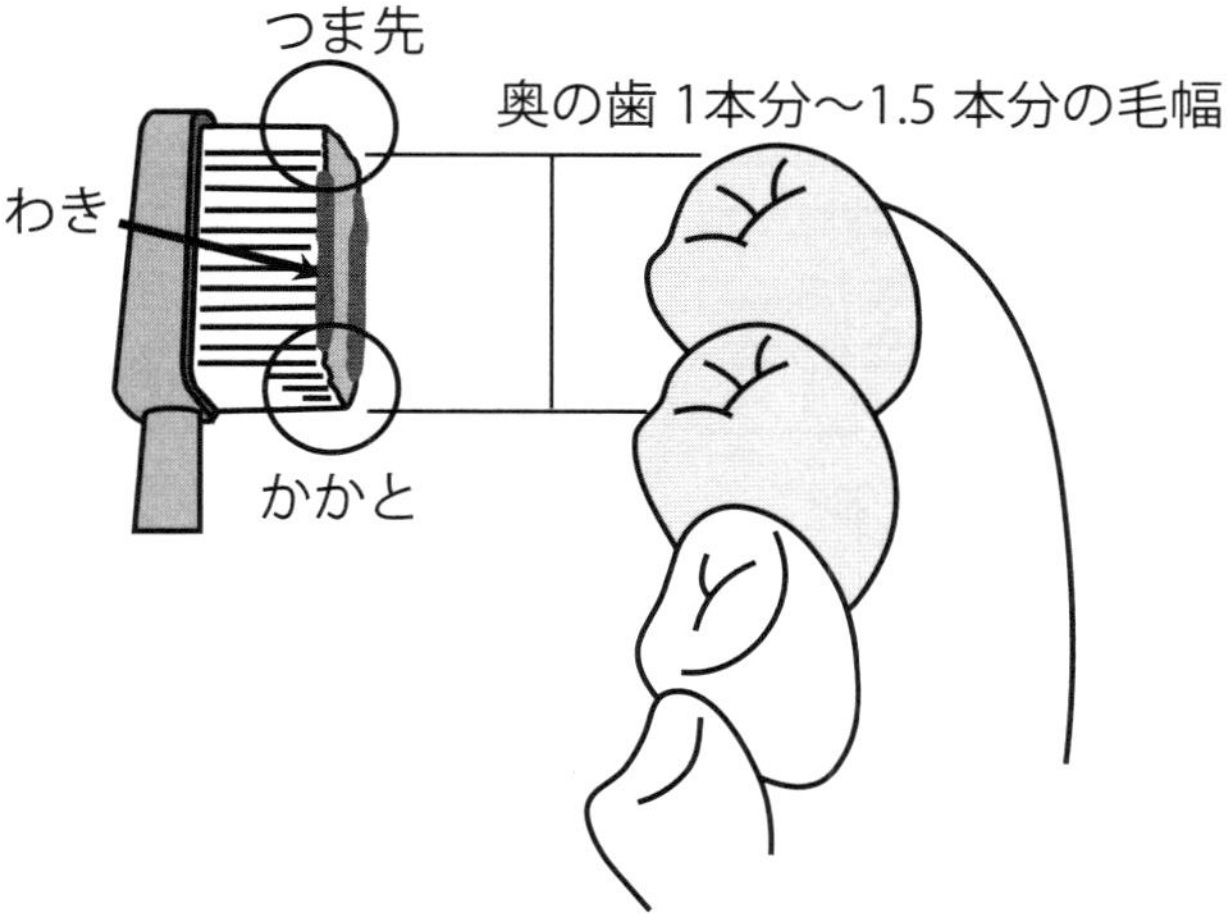

電動歯ブラシの場合は、ヘッドが大きいほうが効率的な場合もあります。

ひどい炎症が起きていない限りは、ブラシには弾力があるほうがよいでしょう。やわらかすぎるとプラークが落ちません。硬すぎると歯肉を傷つける恐れがあります。

●ダブル植毛

極細毛とフラット毛、長短のダブル植毛のブラシも重宝されています。極細毛が、歯周ポケットのプラークをかき出し、フラット毛が歯の表面のプラークを除去します。

●スーパーテーパード毛

普通の歯ブラシは毛先まで同じ太さなの

スーパーテーパード毛の毛先

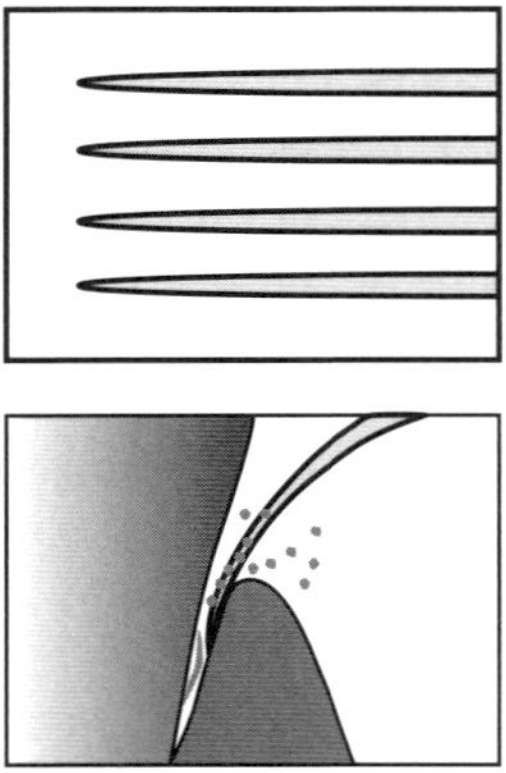

毛先が歯周ポケットに入りやすい

通常のハブラシの毛先

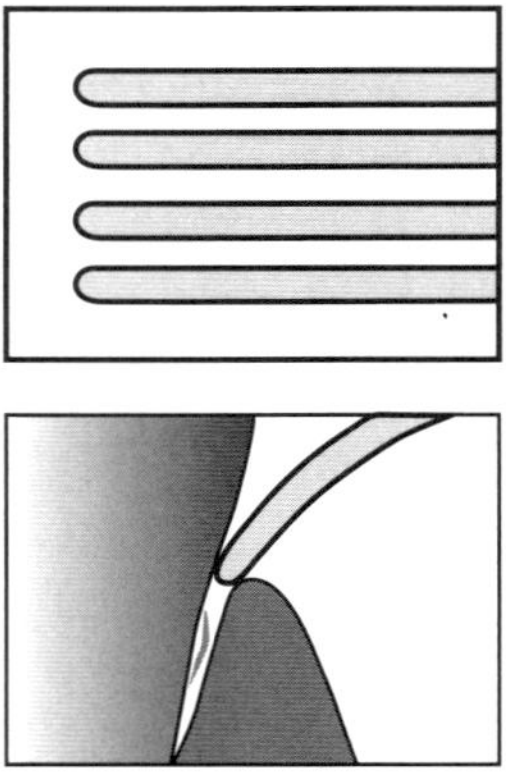

毛先が歯周ポケットに入りにくい

ですが、テーパード毛はだんだん先にいくほど細くなっています。

歯ブラシは、口中の環境に合わせて選ぶのがいいのですが、歯と歯の間があいていたり、歯と歯肉のすき間の歯周ポケットに軽い炎症のある方には、テーパード毛をおすすめしています。

歯周病予防目的で1本だけ歯ブラシを買うなら、おすすめなのがスーパーテーパード毛のシステマ（ライオン）です。

他社にも類似品はありますが、違いはその毛先のしなやかさにあります。システマは独自の製法で細くしているので、とてもなめらかで強いコシがあります。歯周病の原因である細菌が繁殖しやすい歯周ポケットに届きやすく、汚れがかきだしやすい細い毛先になっています。

歯肉に少し炎症のある方は、今まで届かなかったところに歯ブラシが入るのでとても気持ちいいと感じられるのではないでしょうか。この場合は、弾力のあるブラシ（ややかためのもの）を使いましょう。


スーパーテーパード毛を使用するときのコツですが、歯周ポケット内にそっと挿入し、その場所でじっとしながら微振動させるだけです。と言っても、痛みがあるところにそっとブラシを当てるのはやや難しいかもしれないので、鏡を見ながら行うとよいでしょう。

ふつうのスーパーテーパード毛の歯ブラシでもよいのですが、ワンタフトブラシのスーパーテーパード毛のほうがよりやりやすいです。

また、ポケット内に挿入しますので、殺菌効果の期待できる洗口剤等を併用してください。

歯周病の進行度により、痛みの強さが変わります。

はじめは痛くても、日ごとに痛みがやわらぎ、〝いた気持ちよく〟なってきます。

ヒリヒリした痛みがするときは歯肉が傷ついている可能性がありますので、ブラッシングを2～3日お休みしてください。

多くの方が、痛いと使用をやめてしまいます。しかし、これではいつまでも炎症が続き、必然的に歯周病や虫歯が進行してしまいます。

続けていれば、最終的に痛くなくなります。

さらに、薬用成分IPMP（イソプロピルメチルフェノール）とLSS（ラウロイルサルコシンナトリウム）配合のシステマEX歯磨剤を使えば、殺菌と口臭予防により効果的です。

◉1本ブラシ（ワンタフトブラシ）
これ1本ですべての歯をキレイにしようと思うと、時間がかかりますが、上手く使えばこれほどキレイになる歯ブラシはありません。
通常の歯ブラシだけではプラークが残りがちな部分を、重点的に落としてくれる優れものです。
ワンタフトブラシで一度すべての歯をみがいてみて、本当にキレイになる感覚を、体験してみてください。何種類かの歯ブラシを、どの順番で使わなければならないという決まりはまったくありませんが、プラークコントロールのコツを身につけるためにもワンタフトブラシでブラッシングを行ってみてください。

特に一番奥の歯の向こう側や、前歯には、ヘッドが直角に曲がったタイプが使いやすくなっています。

毛足の長さは、5ミリから15ミリ程度、1本1本の毛先の形状にはラウンド毛（通常の太さが先まで同じ毛）、テーパード毛（先にいくにしたがって細くなっている毛）などがあります。

あまり長い毛足よりも短めのほうがしっかりケアできます。

植毛の形状は、先が三角になったコニカル形状がほとんどです。

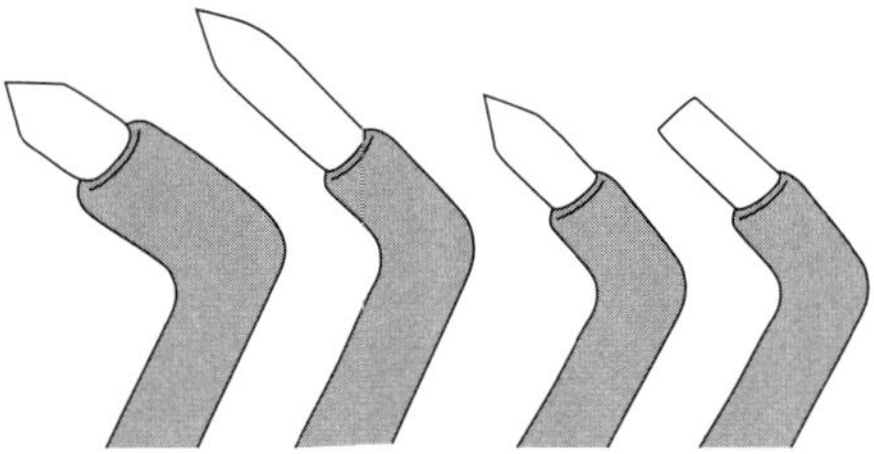

ワンタフトブラシのいろいろ

◉天然毛の軟らかい歯ブラシ

歯と歯肉を傷つけないという意味では、天然毛はとてもいいと思います。毛先を歯と歯茎のキワにあててお手入れができます。

ただ、天然毛は細菌が繁殖しやすいのが欠点です。必ず24時間乾燥させてください。ナイロン製なら大丈夫なのですが、天然毛はキューティクルの中までバイ菌がはいってしまうのです。キレイに洗ってよくふって水気を飛ばし、ティッシュペーパーやキッチンペーパーでしっかりと拭い、天日に干すのが理想です。面倒なようですが、細菌の繁殖した歯ブラシを口の中に入れるのは逆効果ですので、よく乾燥させたものを何本かローテーションさせましょう。

なお、歯ブラシは1カ月を目安に交換するようにしてください。よく毛先が広がったら歯ブラシを交換しましょうといわれていましたが、最近は上手に使える方も増えてきていますので、歯ブラシを毛先が広がるまで使おうと思うと随分強い力でゴシゴシしなければいけません。

1カ月をすぎるとブラシに弾力がなくなり、プラークが落ちる効率も悪くなります。

1分間に数万回振動をする電動歯ブラシ

私が歯のお手入れ道具として、また治療用具として提案しているのが、電動歯ブラシです。

理由は単純です。あなたの手は、歯ブラシを1分間に3万～4万回も細かく振動させることができますか？　もちろん不可能ですよね。電動歯ブラシならそれができるからです。

まったく力を入れずに（むしろ、力を入れてはいけません）歯に軽くあて、2秒で違う場所へ移動するだけです（市販のソニッケアーの場合）。ぐるりと歯の周りを移動させるだけで、ケアができてしまいます。一度使うと、ほとんどの方は手放せなくなっています。

出張族のサラリーマンMさんもそのおひとりです。

「私はこれがなかったら、プラークコントロールできず、今頃また悪くしていたと思いますよ。2分でキレイになるのですから」とおっしゃってくださり、出張グッズの中に必ず入れて、「もう手放せない」と、手に入れたお口の健康をしみじみかみしめておいでででした。

歯と歯の間はどんな歯ブラシを使ったとしても、なかなかケアできない部分ですから、フロスや歯間ブラシの併用は必要になりますが、歯ブラシは毎日使うものなので、効率的に手入れできる電動ブラシは、日々のプラークコントロールのストレスから解放されることは確かだと思います。虫歯の少ないアメリカでは電動歯ブラシはポピュラーです。

日本でも電動歯ブラシに期待を寄せている方は多いのですが、正しい使い方を極めていただくと、より安全に、それぞれの電動ブラシの持つ特性を生かした効果を得ることができるようになります。

電動歯ブラシを選ぶ際のポイントは、とにかく歯と歯肉に優しいか、汚れが落ちるか、の2点です。

電動歯ブラシは、歯に軽くあてるだけで、十分キレイになります。いつもの癖で、電動歯ブラシを歯に強く押しあててしまったり、つい横にゴシゴシ動かしてしまったりしがちですが、電動タイプでプラークを落とすときはじっとして動かさないこと、これがコツです。

最近の電動ブラシは進化を遂《と》げていて、安全性への配慮も細やかになってきていると感じます。だから、歯が削れてしまうのではないか、歯肉が傷つくのではないかと心配される方も少なくないと思いますが、大丈夫です。安全に使っていただくためには、前述のように歯に押しあてないで、軽いタッチで同じ歯のところに2秒じっとしていること、これを守っていただければあっという間にすっきりしたお口を体験することができます。

むしろ押しあててしまうと、毛先の振動が止まってしまいます。力を加えすぎた場合に自動で動きが止まるようになっている電動歯ブラシもありますが、そうでない場合、強く押しあてると、歯を削ってしまう恐れがあるのです。また、歯にあてる角度が通常の歯ブラシとは違い、少しコツがあるので、説明書をよく読んでからお使いください。

いろいろ種類はありますが、なんといっても、日本の歯科医が選ぶナンバーワンブランドである「ソニッケアー」（フィリップス）と、「オーラルB」（ブラウン）が圧倒的な効果を誇っています。

また、「プリニア」（GC）、「ビブラートケア」（ライオン）など、他のものが適している場合もありますので、スペックをよく調べてください。

相性の問題があるので、チャンスがあればそれぞれの歯ブラシを体験してほしいのですが、電動歯ブラシはお試し使いが気軽にできないのがネックですね。1回使ってみてダメだったから別のものを購入するとなると、金銭的負担が大きいので、最初が肝心です。

最近は、化粧ポーチの中に入れていて、かわいいデザインの電動歯ブラシというのもたくさん出てきています。しかし、機能的にはまったくおすすめできません。

たった数分とはいえ、毎日の習慣ですから、歯ブラシ選びは重要です。デザインだけで選ぶのではなく、機能を確認してください。

ソニッケアーやオーラルBは、機能もデザイン性においても優れていると思います。

なお、電動歯ブラシの場合は、大きいヘッドのほうが効率的といえます。特にソニッケアーの場合は、液体流動効果《えきたいりゅうどうこうか》があって、音波水流が発生するので、ブラシの毛が多ければ多いほど発生率が上がります。

歯列が入り組んでいる方は、小さい歯ブラシのほうが使いやすいのですが、キレイな歯並びの方は、大きいほうが効率的です。

小さいほうが好きとおっしゃる方も多いかもしれませんが、それならば小さいヘッドだけ使うよりも、大きいヘッドと併用するほうが効率的です。大きいヘッドは時間がないときに使う、小さいヘッドは時間があって、丁寧にケアしたいときにというように、使い分けをするのがベストです。

歯ブラシの交換も通常の歯ブラシ同様、重要ですので、説明書をよく読んで、その通りにしてください。

だんだんプラークが落ちにくくなってくるのを感じたら、すぐ交換しましょう。メーカーによっては、ブラシの交換時期がわかるように工夫されているものもあります。

1本の歯は4方向からブラシをあてる!

いよいよ歯ブラシの使い方に入ります。手によるものでも、電動でもほぼ共通です。

「はじめに」にも少し書きましたが、1本の歯は4方向からブラシをあてるのが効率的です。

ひとつの歯を4分割して、外側の奥角《おくすみ》と手前角《てまえすみ》、内側の奥角と手前角を意識してブラシをあてます。正確にいうと、角というよりは、その周辺の歯肉や隣りの歯と接している部分を意識するということです。最初はまったくわからないと思います。けれども、意識してケアしているうちに、なんとなくわかるようになるはずです。歯のくぼみも4方向からケアすることを意識しましょう。

反対側の歯と歯肉のきわも意識します。
プラークのつきやすい場所

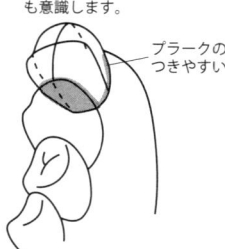

◉歯ブラシの持ち方

ギュッと5本の指で歯ブラシを握ってはいけません。5本の指で握ってしまうと、「もっと軽く持ってください」と言われても、どうしても力が入ってしまうのです。

力が入ってしまいやすい方は、ペンを持つように人差し指と親指の2本の指で歯ブラシを持って、中指は支える程度にそえます。人差し指と親指の輪の部分ができるくらい軽く持ちましょう。この持ち方なら、そう力が入りすぎることはないはずです。

もちろん、歯や歯肉をいためないためです。それでも力が入る場合には、中指からも完全に離して、親指と人差し指の2本だけで持ってみてください。

◉歯ブラシのエッジをうまく使って

みなさんに、汚れのある部分をご覧いただき、ここだけ落としてみてくださいというと、なかなか落とせません。

けれども、1本ブラシ（ワンタフトブラシ）を使っていただくと、すぐに落とせるのです。

再び、同じような場所の汚れを大きな歯ブラシで落としてみてくださいというと、今度は不思議に落とせるのです。

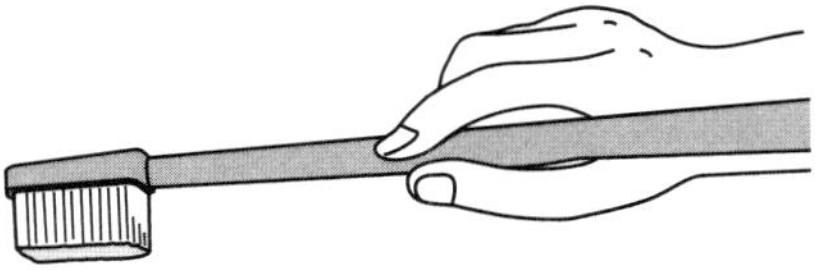

最初は、大きな歯ブラシのどこの部分を使うかがイメージできていなかったので、汚れを落とすことができなかったのです。大きな歯ブラシの場合、エッジ、つまり角や先端の一本のラインなどを使います。その感覚がつかめたら、凸凹《でこぼこ》な場所の汚れも落とすことができるようになります。

1本ブラシ

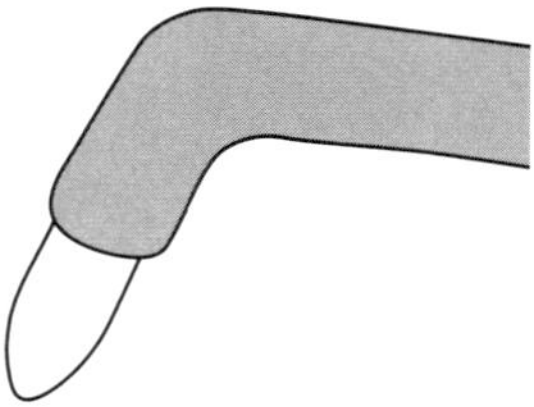

歯の平らな面は、歯ブラシが歯にあたっていそうで、実は意外にあたっていません。

表面の平らな部分の汚れは、たとえ歯ブラシがなくても、ガーゼ、綿のタオル、市販の歯磨きシートでも落とせます。けれども、歯と歯の間や、歯と歯肉のキワの汚れはほとんど落ちません。

よく鏡を見ながら歯ブラシを歯にあててみてください。歯は曲線になっていますので、斜めにあてたり、歯ブラシを立てた状態で、角の部分を歯にあてたり、歯ブラシの角度をいろいろと変える必要があるのです。

◉歯ブラシの「力加減」と「動かし方」

基本的な歯ブラシの使い方は、みなさんご存じでしょう

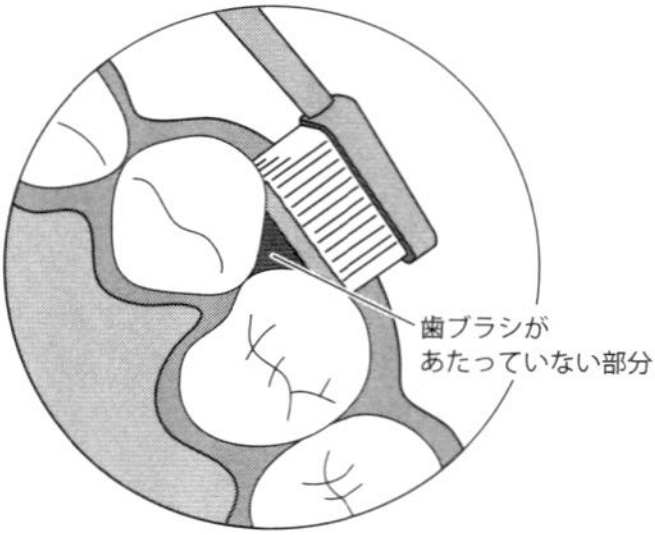

か？　もしかすると小学校やかかりつけの歯科で教えてもらったことがあるかもしれませんね。

毛先は、歯と歯茎の境目、歯と歯の間にあてます。斜め45度とよくいわれています。

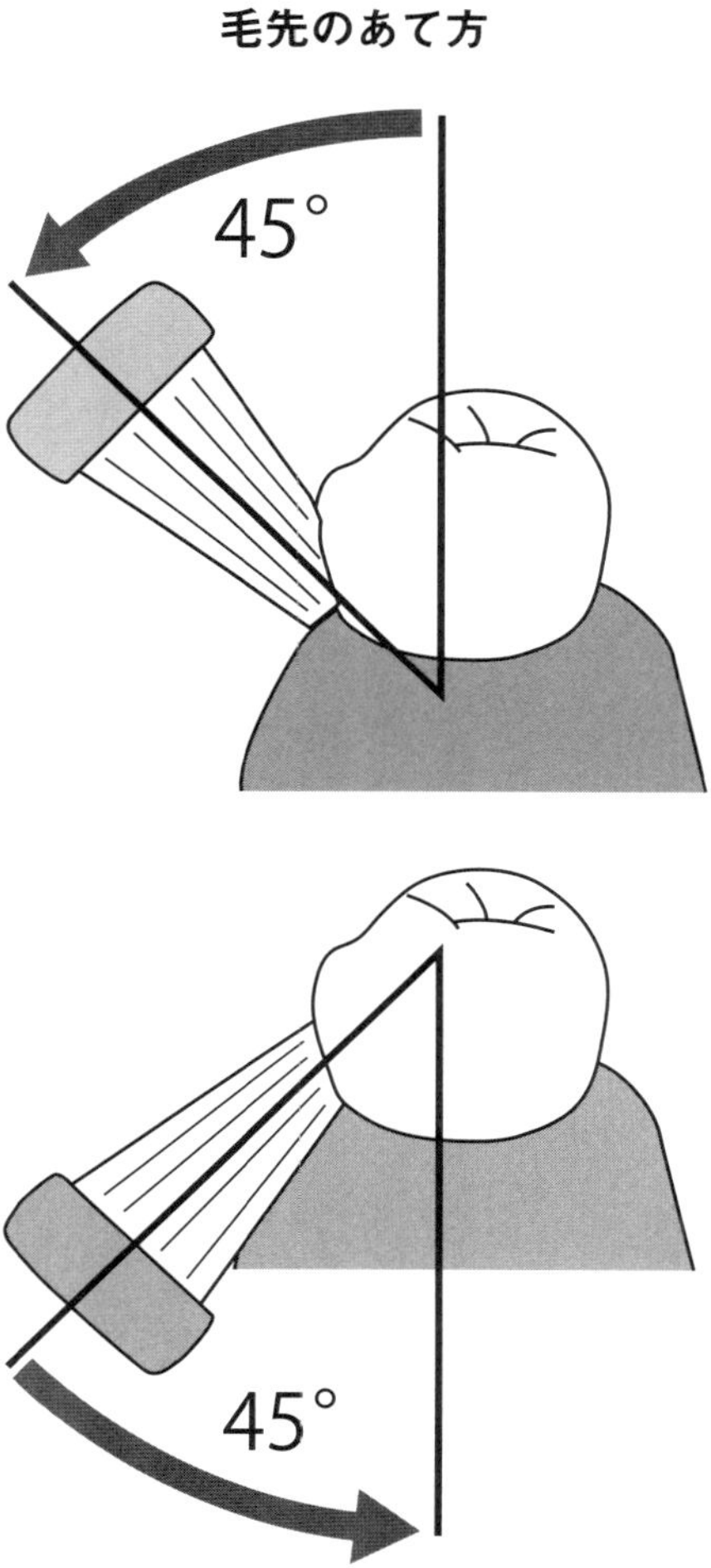

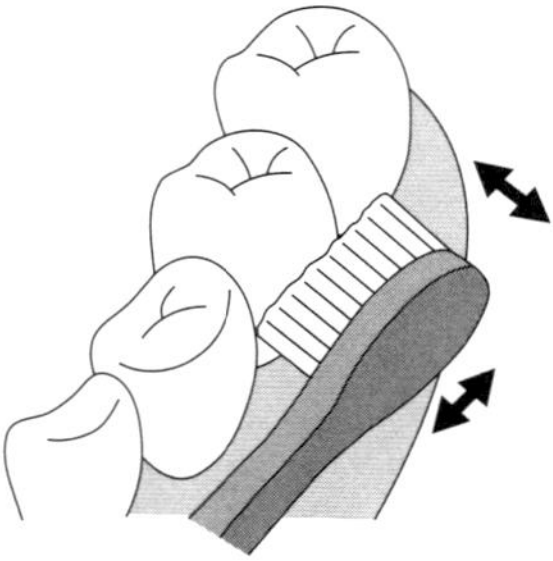

「力加減」は、まっすぐ立てた状態で、ハカリにのせたとき、ソニッケアーだと20～30グラムで十分です。普通の歯ブラシの場合は100グラム以下が理想ですが、さらに軽くても十分にプラークは落とせるものです。
グラムをいわれてもわかりにくいと思いますが、毛先がそらない、広がらないくらいと考えてください。

「動かし方」は、小刻みに5ミリ幅程度を目安に。シャカシャカ大きく動かすのではなく、毛先を固定するイメージでウニウニと小刻みに左右、上下に振動させます。大きく移動させないのがコツ。歯ブラシを歯に立てた状態で、ギュッと押さないのもポイントです。

◉重点的にプラークを落としたいポイント

お手入れの際に、どうしてもとり残しができてしまう部分を重点的に解説します。

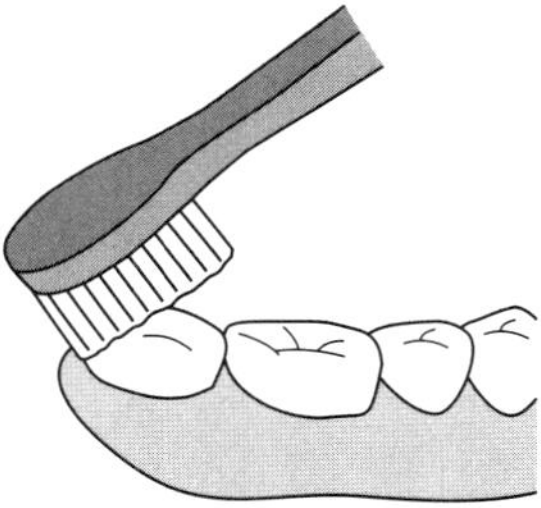

○奥歯

歯と歯肉のすき間に45度の角度で歯ブラシをあて、軽い力で小刻みに動かします。1～2本ずつ丁寧にケアしましょう。

奥歯に歯ブラシをつっこんだとき、歯の奥角にあたる部分は、ブラシの先端部分の毛先（つま先）のほうがあてやすく、歯の手前角は、ブラシのかかと側を使います。ブラシを横から入れて小刻みに動かすのもよいでしょう。

○前歯の裏

下の前歯の裏側は歯ブラシの先端部分やかかと部分を使います。歯ブラシのかかと部分の毛先が歯の裏にしっかりあたるようにし、上下に細かく動かしてください。

上の前歯は歯ブラシの毛先部分を使います。

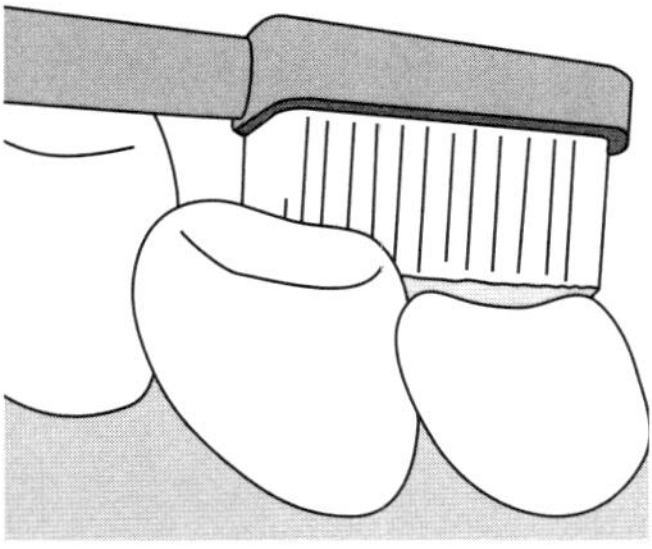

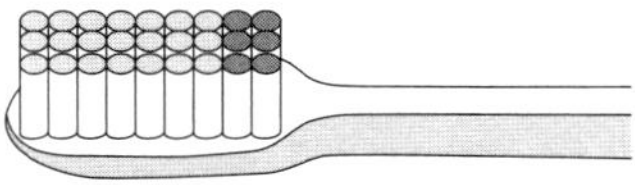

●の部分が歯ブラシのかかと

① 飛び出している歯

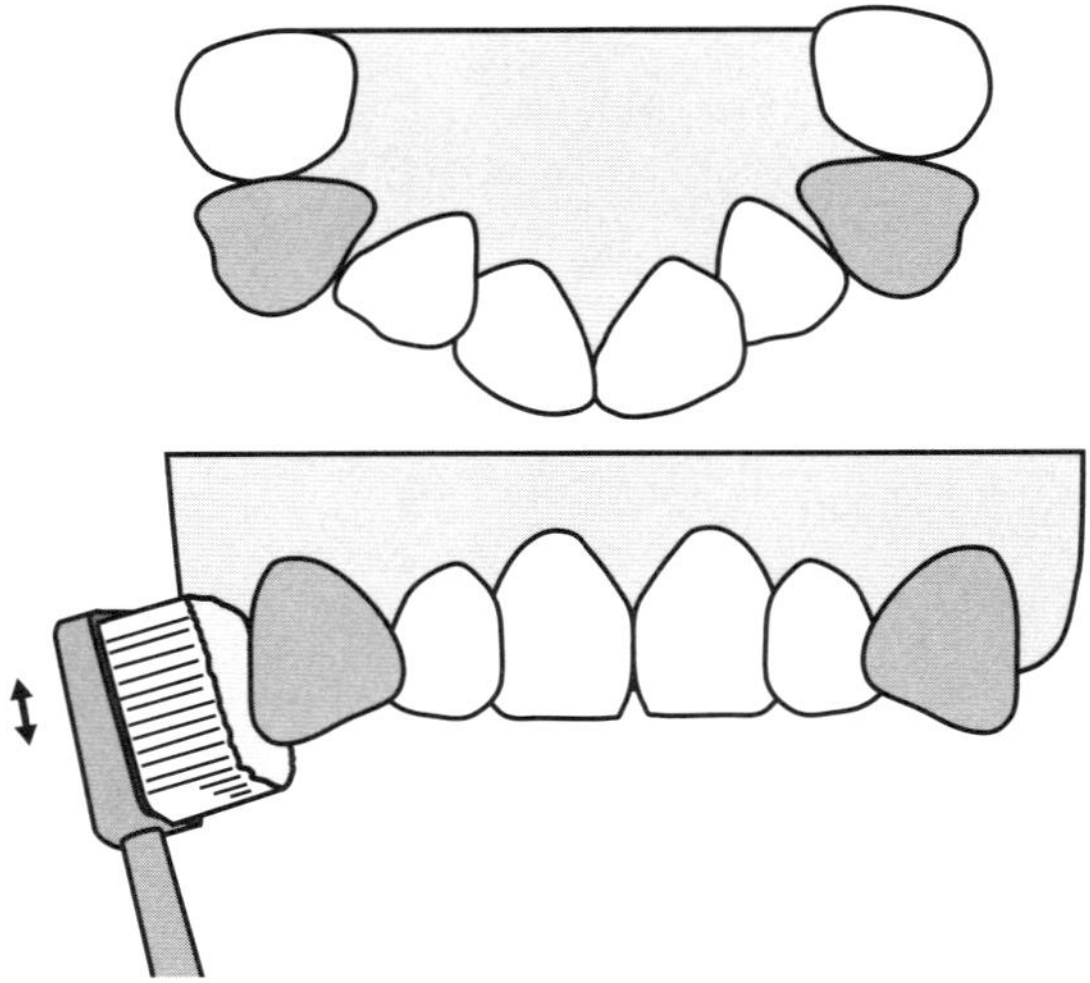

○歯並びが不規則な部分

凸凹している歯の1本1本に、歯ブラシを縦にあてて、上下に動かします。

前に出ている歯は、歯ブラシがあたりやすいため、とり残しは比較的少ないです。

が、その後ろ側に引っこんでいる歯は歯ブラシがあたりにくいため、とり残しが多くなります。隠れている歯に歯ブラシがあたるよう、意識をしてあててください。

歯が重なっている部分にも優しく毛先を入れてください。

② 引っ込んでいる歯

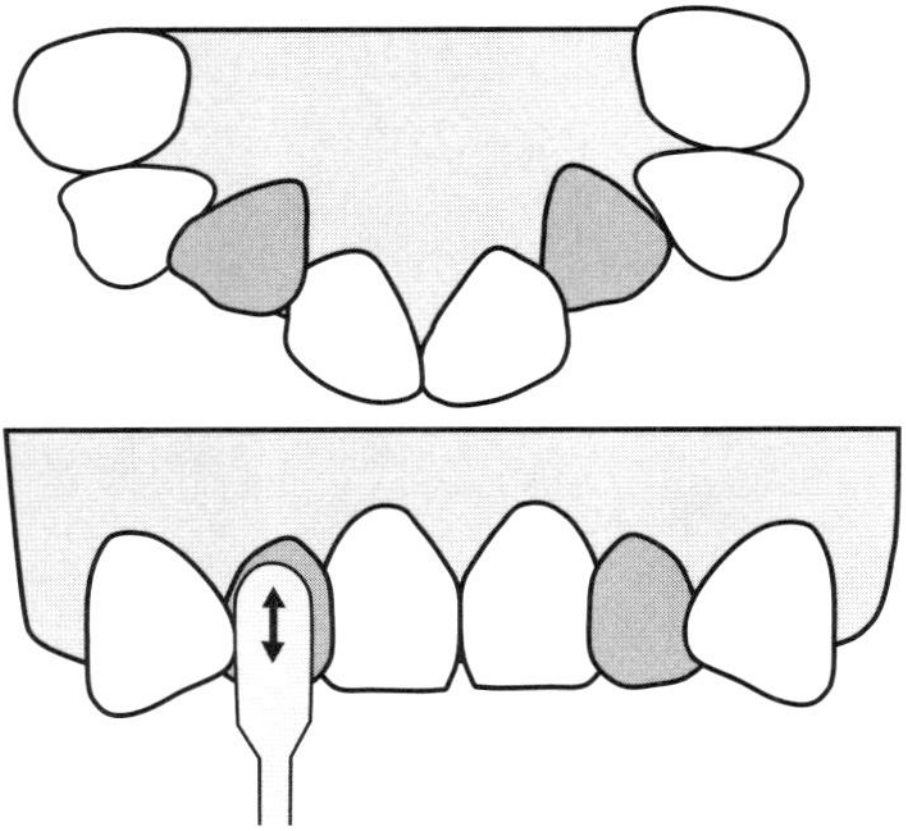

③ 引っ込んでいる隣の歯の両面

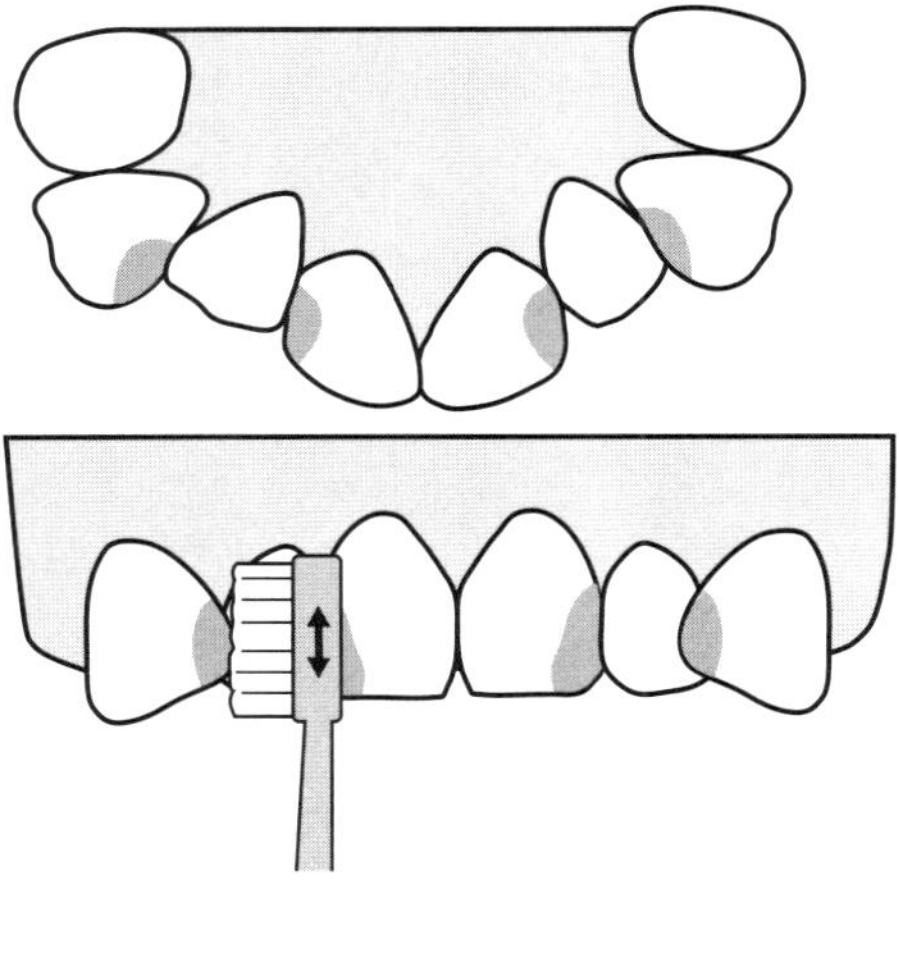

引っこんでいる隣りの歯の側面もとり残しが多いので、意識してあててください。

フロスより手軽。歯間ブラシの選び方と使い方

歯間ブラシの詳しい話をします。

歯間ブラシは、主に歯と歯の間につまった食べ物のカスやプラークを除去する目的で使用します。

歯と歯の間に三角の隙間がある場合や、ブリッジが入っていて、歯ブラシではうまくケアできない場合にも使います。

デンタルフロスは難しくて使えないとおっしゃる方にも、歯間ブラシは手軽で便利です。

歯間ブラシを使うと、歯と歯の間の虫歯を予防できます。また、口臭があるかないかを、歯間ブラシで取り除いたプラークの匂いで判断できます。

適切なサイズ選びと、力加減が必要になりますので、プロによる処方とレッスンが不可欠です。誤った使い方をした結果、歯肉を傷つけたり、歯質を削ってしまったりすること

もありますので、要注意です。

特に前歯に自己流で使用するのは避けてください。

前歯の歯と歯の間の隙間なくキレイにとがっている歯肉は、若さの象徴でもあります。ここに歯間ブラシを入れるのは、歯肉を傷つけたりとがった歯肉が丸くなったり、不必要に隙間をつくってしまうことになりかねません。そのような場合はフロスが適切です。

もちろん歯周病が進行し、歯肉が退縮し、歯根が露出している場合には歯間ブラシも非常に有効です。

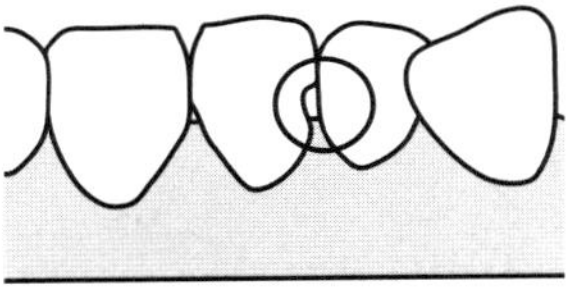
歯間ブラシの使い方を誤り、
歯が削れてしまった部分

●種類と特徴

ブラシヘッド部とハンドルが一体になった型が主流です。ハンドルとブラシヘッド部が別で、ヘッド部のみ交換ができるタイプ、電動タイプもあります。

ブラシはすべて同じ長さのストレートタイプと、先にいくほどブラシが短くツリーのように三角形になったコニカルタイプがあります。

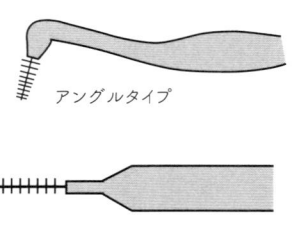

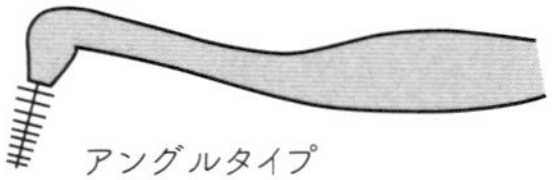

アングルタイプ

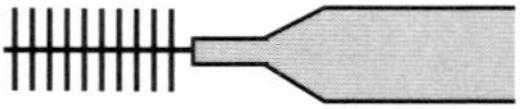

ストレートタイプ

ストレートタイプ

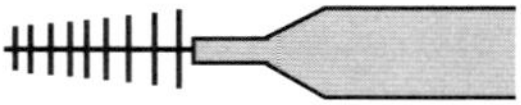

コニカルタイプ

ブラシに対するハンドル部分の角度がついて奥歯にも挿入しやすいアングルタイプとまっすぐなストレートタイプがあります。

また、ワイヤー部分にポリウレタンコーティングされているものは、インプラントの周辺や狭い隙間にも入れやすく、歯や歯肉を傷つけにくいのでおすすめです。

歯の隙間の大きさによってサイズを選びます。ワイヤー部分が歯面にあたらないことと、ブラシの毛先が両隣の接面に適度にあたっていることがポイントです。サイズはＳＳＳＳからＬＬまで多数あります。すべての歯に同じブラシが合うということはまずありませんので、手入れをしたい場所の隙間に合わせて選びます。このサイズ選びはかなり重要です。

小さすぎるとプラークが残ってしまいますし、大きすぎると歯肉に傷をつけてしまいます。挿入する際に、ストレスなく、気持ちよく入ることが大切です。もし、違和感があるなら、サイズが大きすぎるのかもしれません。わからない方は、歯科医に相談してください。

歯肉の炎症が強い場合には、ブラシがソフトなタイプを選びましょう。

紙のような持ち手に、ゴムのようなトゲトゲがついている歯間ブラシがありますが、これはプラークを落とす効果が、前述のタイプのものに比べると多少落ちます。歯の隙間にはさまった食べ物のかたまりを取るのには、効果的でしょう。歯と歯肉に優しいのは嬉しいことです。

歯間ブラシは、矯正装置《きょうせいそうち》の周囲の清掃にも使いやすく、歯周病の改善も期待できます。ブラシの毛に弾力がなくなり、倒れたままになってきたら、交換しましょう。ワイヤー部分のコーティングがはがれてきた場合も交換してください。

歯と歯の間から虫歯になりやすい方や、過去に歯と歯の間の虫歯治療の経験がある方は、歯間ブラシよりも、次のデンタルフロスを使ったほうが効果的です。

デンタルフロスをあまり使わないのは日本人だけ

デンタルフロスをほとんど使わないのは、先進国で日本人だけといってもいいくらい、海外では常識的なケアグッズです。

デンタルフロスは、歯と歯の間の接している部分、歯と歯肉のキワのプラークを除去するのに適しています。どんなにがんばっても歯ブラシでは磨けない場所のプラークを、除去します。フロスのよさは、歯の曲線に沿ってプラークを除去してくれることです。

歯と歯の間に隙間がない場合は、歯間ブラシよりもフロスが優位です。けれども、凸凹した面や、欠損がある場合には歯間ブラシ、ワンタフトブラシも必要になります。

プラーク除去以外にも、虫歯の初期や、治療部分の適合性の確認にも使えます。つまり、糸がひっかかることで、小さな虫歯を発見したり、治療でつめたものに段差があることに気づくことができるのです。フロスの使い方に慣れてくると、みなさんご自身でこれらのセルフチェックができるようになります。

けれども、誤った使い方をすると、歯肉にフロス傷をつくってしまうことがあります。

万が一、フロスで歯肉を傷つけてしまった場合には、しばらく使用をやめて、傷が回復したあとで、フロスの押しつけ方向と力加減の見直しをしましょう。

●種類と特徴

デンタルフロスには、いろいろな種類があります。

それぞれの歯の状態に合わせて、または得意不得意によって、タイプを選びます。

初心者、歯の隙間のあいていない方には、細めでワックスあり、ホルダーのあるタイプを選んでください。

２０１４年10月に発売されたもので、ヌンチャクのような形のフロスがあります。歯医者さんなどで買うことができます。

これは、斬新な形が魅力的です。また、指に巻かなくて済む、歯の奥に届きやすいなど、実用面もすぐれています。ホールタイプと比べたら、物足りなさがあるかもしれませんが、楽しく使い続けることが重要なので、私は期待しています。とくに、子どものフロス使用率アップにつながりそうです。

通常の指に巻いて使うホールタイプは、使い方が難しいので、歯科の指導を受けていただくことをおすすめします。ほとんどの方が、時間とともに自己流の使い方になってしまい、プラークが残りがちになるので、ポイントを確認してほしいものです。

歯と歯肉を傷つけない、効果的なプラークコントロールが目的であることを忘れないでください。

フロスが苦手なのは、先進国で日本人だけなので、ぜひマスターしてほしいのです。

なお、正しいフロスの使い方をしていれば、歯と歯の間に隙間ができることはありません。

もし歯と歯の隙間が広がったと感じられるなら誤った使い方をしている恐れがあります。また、噛み合わせが悪いとか、歯周病がすすんでいるなど、他の原因も考えられます。どちらにしても放置せず、歯科にご相談ください。

デンタルフロスの種類と特徴

★ワックスの有無	大きく分けてワックスありと、ワックスなしがあります。 デンタルフロスに慣れていない方は、滑りがよいワックスありのほうが通しやすいです。また、詰め物にひっかかるようならワックスありを。フロスでプラークの表面をくずすだけでも効果があるので、無理せずにワックスありを使ってください。 詰め物がひっかかる、あらたな虫歯ができたなどはワックスなしのほうが感じやすいといえます。 初期カリエス（虫歯のできたて）、たとえば歯の表面がざらついてきたなどはワックスなしのほうが敏感に感じられます。また、ワックスなしのほうが汚れがとれやすいともいえます。 いずれにしても、フロスがひっかかるほどの段差があるのなら、早く歯科に相談したほうがいいです。
★エクスパンドタイプ	口腔内の水分や摩擦などで、フロスが膨張するタイプです。 挿入時の滑りがよく、高いプラーク除去効果が期待できます。
★フッ化物加工タイプ	フッ化物の効果が期待できます。
★マイクロファイバータイプ	極細繊維を使っているので、プラークを絡め取る効果が高く、指に巻いたときにもあたりが優しいので使いやすいです。
★フィラメントタイプ	極細繊維を束ねたもので、押し付けると繊維が広がります。狭い部分にも入れやすく、プラークの除去効果も高いといえます。糸を指に巻くと、マイクロファイバータイプよりはきつく感じられます。
★ゴアテックスタイプ	テフロン素材のテープ状のタイプです。凸凹部分に引っかかりにくく、通しやすいです。
★形状	指に巻いて使うホールタイプ、U字またはV字のホルダーにフロスがついているタイプ、ハンドルにフロスつきのヘッドがセットされ、ヘッドのみを交換するタイプなどがあります。 最近、2本の棒に糸を張って通すものが出ました。ヌンチャクのような形をしています。ヘッドを押すと、糸が簡単に外れてかえられます。汚れた糸にふれずに捨てられるのがいいですね。 指まきは手が痛い、汚れるから嫌、という方にはおすすめです。

●覚えておくとオトク！ ホールタイプの使い方

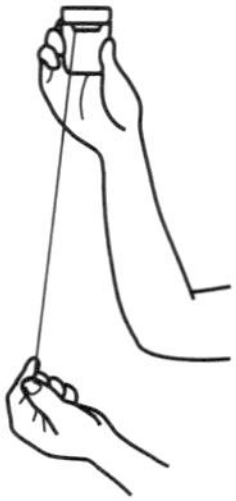

糸の長さは、通常1回分で約40センチ（指先から肘までの長さ）が目安です。使った部分を新しい糸に巻きかえていきます。

①

この糸を両手中指の第一関節に、しっかりと巻き付けます。片方の指には、糸が外れないギリギリの長さまで巻き、もう一方の指にできるだけたくさん巻きます。

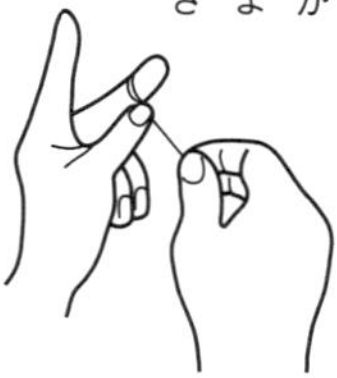

②

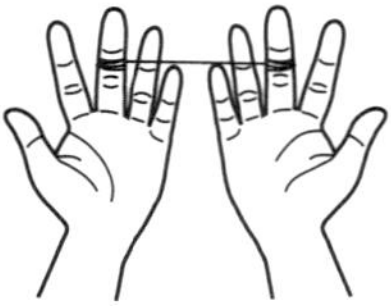

中指と中指の間の糸の長さが、約15センチ程度になるようにします。

③

上の前歯、奥歯は、②の状態から右親指（または左親指）の腹で糸を下からすくい上げ、その指の腹を自分の側に向け、ピンと張ります。

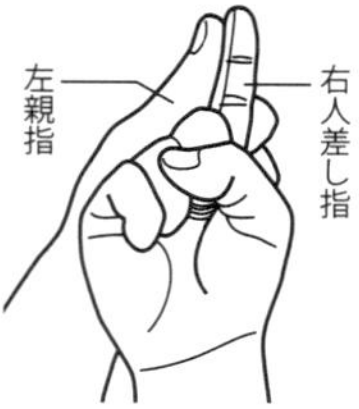

④

下の歯の場合は、②の状態から左右の人差し指それぞれの腹で、下向きに糸が緩まないようにピンと張ります。

注意：このときの指と指の間の糸の長さは、約1センチです。糸に添える指が、歯から離れすぎないように注意しましょう。

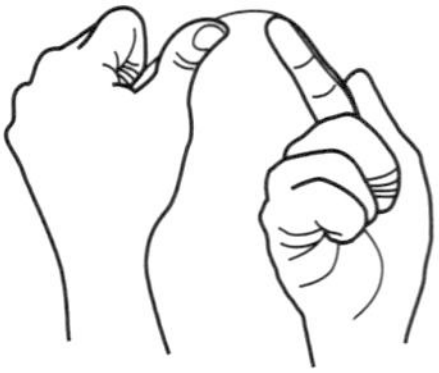

⑤ 歯と歯の間にそっと滑らせるようにして入れます。入りにくい場合には、小刻みに前後させながら、一番きつい部分（コンタクトポイントといいます）を通過させましょう。コンタクトポイントを過ぎたら、すぐに力を抜きます。

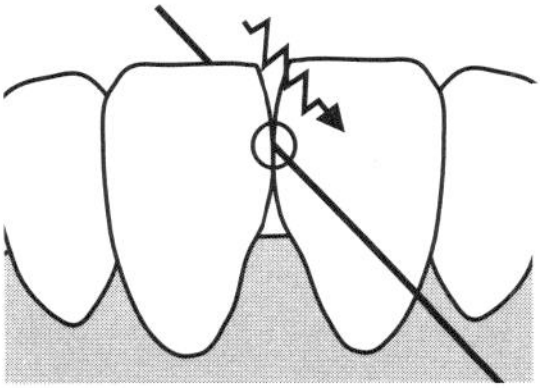

コンタクトポイント（歯と歯の接している部分）ではゆっくりとフロスを前後に動かし入れていく

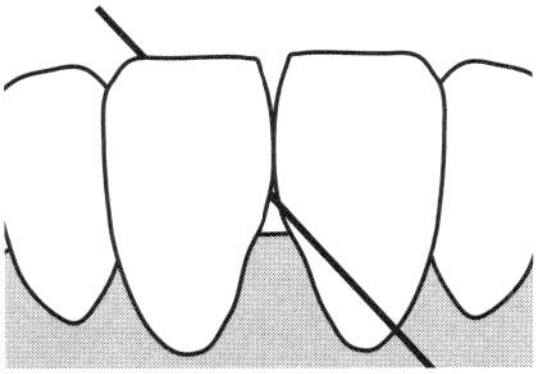

コンタクトポイントを過ぎたら力を抜く

⑥ 片方の歯面にそっと沿わせながら、自然に止まる歯肉溝《しにくこう》のキワまで、1ミリ程度挿入します。このときに力を入れてはいけません。

⑦ 片方の歯面に沿わせ、細かく上下させながらプラークを除去します。反対側の歯面でも同様におこないます。フロスが歯肉に接触していないことを確認してください。間だけ通していたら歯周病予防になりません。歯と歯肉のキワがもっとも重要です。

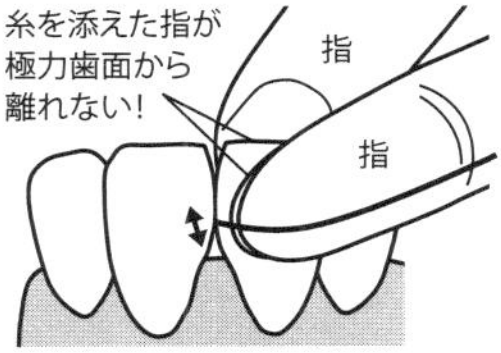

⑧ 両方の歯面のプラークを取り除けたら、上に滑らせるようにして糸をそっと外します。もしうまく抜けない場合は、短く巻いたほうの指からフロスをはずして、ゆっくりと前から引き抜いてください。

※次の歯を清掃するときは、使った部分の糸を、指に巻き取り、新しいキレイな部分を使います。必ず、歯1ヶ所につき、糸は1回限りの使用にしてください。

歯ブラシで舌をこするのは避けるべき

他にも、歯と歯肉の補助清掃用具があります。これらは、あれもこれも使わなければいけないというわけではありません。目的は、口腔内をキレイな環境に保つことなのです。補助用具は、あくまでも補助で、なかなか落とせない場合に助けてくれるものです。

以下は、歯肉のケアと、舌のケアの補助用具です。

●舌ブラシ

味蕾《みらい》（舌の上にある小さな突起）を傷つけないように舌苔《ぜったい》（舌にたまった白い苔状《こけじょう》の汚れ）を取り除くためのものです。

味蕾は、舌の表面積を広げて味覚を感じるためのもので、舌を守る役割もしています。健康な状態であれば、舌苔は唾液や食べ物との摩擦などで自然に取り除かれますので、心配はいりません。問題は、疲れているときや、睡眠不足のとき、風邪をひいたとき、ストレスにさらされているときなどです。舌の表面が炎症を起こして荒れた状態になり、唾液の分泌が少なくなっているので、舌苔がたまりやすくなるのです。

舌苔がたまると口臭の原因になり、味が正常に感じられなくなります。

ただし、舌ブラシは使わないほうがいいという医師もいます。それは、使い方を誤ると、舌の表面の味蕾を傷つけるからです。また、舌苔の色で内臓の異常がわかる場合もありますので、舌苔は健康のバロメーターともいえるのです。

歯ブラシで舌をこするのは絶対に避けるべきです。舌を数回こするだけで、目に見えない傷が舌に生じてしまいます。小さな傷とはいえ、舌の表面が毎日傷つくと、その刺激で将来、細胞ががん化する恐れもありうるのです。

歯科医師が推奨する舌ブラシは、ジーシー社の「舌フレッシュ」と、亀水化学工業社の「タングメイト」などです。

これらの舌ブラシは、100グラム以下の限りなく軽いタッチで軽く使えば、舌の表面を傷つけることはありません。ゴシゴシこすったりしてはいけません。

大きく舌を出し、舌の奥から手前へ、軽く同じ方向に右、中央、左、それぞれ1〜2回動かすだけでよいのです。このときに往復させてはいけません。

どちらもブラシ幅があるので、舌苔を一気にかき出すことができます。

これらの舌ブラシであれば、使い方を誤らない限りは、安心して使うことができるのではないでしょうか。

なお、舌ブラシを使うのは、歯ブラシの前です。舌ブラシを使ったあとは苔が口の中に散乱しますので、そのあとで歯ブラシを使い、歯をキレイにします。

●ラバーチップ（スティムレータ）

歯肉マッサージ用品です（下の写真）。プラークはなく、セルフケアではまったく出血しないけれど、歯肉の炎症が深い場所にある場合に、優しくマッサージすることで改善が期待できるすぐれものです。

チップ側面で歯肉を軽くやさしく圧迫マッサージします。そっと押しつけては力を緩め、ゆっくり移動させます。

最初の約3〜6日は痛みや出血が伴いますが、その後はなくなる場合が多く、万が一痛みが強くなる、出血が続くなどの場合には、必ず歯科に相談してください。

セルフチェックをするための用具としての役割も果たし、歯肉炎の早期

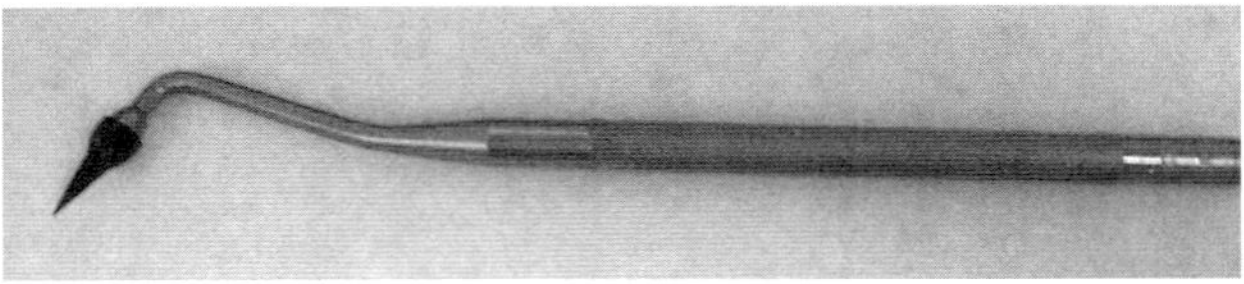

発見が可能になります。

歯磨き粉は粒子の細かいものを

市販の歯磨剤（歯磨き粉）には、いろいろな種類がありすぎて、どれを使ったらいいのか迷ってしまいますね。

基準は目的に合わせることですが、とにかく粒子の細かいものを選んでください。毎日使うものなので、歯を削ってしまわない、歯を傷つけないということが重要なポイントです。

歯科医院専売の歯磨剤になると、有効成分が2倍入っているので、値段も高くなります。だからといって、他の歯磨き粉はだめというわけではありません。

ご自宅にある歯磨剤が、もし複数の種類あって比較できる場合には、人差し指に少量の歯磨剤をとって、親指とですりあわせてみましょう。もし、少しザラザラしているものがあったら、それは歯の着色が気になるときに使ってみましょう。

どれも同じなら、歯肉に有効な成分が入っているものをふだん使いにするなど、気になる症状と成分で選ぶといいですね。

私がおすすめしているのは、「アパガードリナメル」という歯磨剤です。50g1000円前後ですが、ナノ粒子のハイドロキシアパタイト（HA）が配合されています。歯を研磨するのではなく、微細な凹凸をナノ粒子のHAが埋め、輝く美しい歯をつくります。汚れを「つきにくくする」ので、予防に力を入れている歯科で特におすすめしている歯磨剤のひとつです。

定期的に歯科医院でPMTC（専門家によるクリーニング）を受けている方や、歯科に予防のために通っている方、歯の表面に傷ができて気になっている方、歯の表面が白っぽくくすんでしまう方、ごく初期の虫歯がある方などにおすすめです。

歯周病予防におすすめは、IPMP（イソプロピルメチルフェノール）配合の歯磨剤です。

細菌のかたまり（プラークなど）は、歯と歯肉の隙間などに、巣をつくります。これをバイオフィルムと呼んでいます。力ずくでとらないと破壊できない強いフィルムでおおわれて、ネバネバした状態です。

こうなってしまうと、なかなか殺菌剤でもバイオフィルムの中まで浸透しにくくなるのです。

ＩＰＭＰの殺菌剤はプラスでもマイナスでもない性質のため、バイオフィルム表面のマイナスの細菌にひきつけられることなく、奥深くまで浸透でき、バイオフィルムを殺菌することができます。

ＩＰＭＰは、色々な種類の菌に対して効果が高いとわかっています。また、安全性においても、ほとんど皮膚刺激がなく、環境にも優しい成分です。医薬品、医薬部外品、化粧品などにも広く使われています。

具体的な製品名でいうと、「ライオン　システマ　デンタルペースト　α《アルファ》」という歯磨剤です。特に、朝起きたときのお口のネバネバ、歯周病や口臭が気になるかたにおすすめです。

バイオフィルム内部に浸透して、殺菌するＩＰＭＰの他、ＩＰＭＰの浸透を促進するＰＥＧ（ポリエチレングリコール）４０００も配合されています。また、トラネキサム酸が歯茎の炎症・出血を抑えます。そして、原因菌を殺菌し、口臭を防ぐＬＳＳ（ラウロイルサルコシンナトリウム）も含まれています。

長時間ブラッシングに適した低研磨、低発泡、低香味でしっかりプラークコントロールができるというおすすめポイントもあります。価格的には比較的安価なので、毎日使っても負担は少ないのではないでしょうか。

その他のおすすめは、歯に栄養を与えるもの（フッ素配合）ですが、日本のフッ素は配合量が少ないのです。海外では、日本の2倍から3倍の配合量なので、海外旅行に行ったときに買う人も多いようです。

フッ素の毒性については賛否両論あり、ここで論議をするのはやめておきます。

個人の見解としては、市販されている歯磨剤を、使用上の注意をよく読んで使うのであれば心配ないと思います。

デンタルIQの高い人になろう

専門家の間では、歯科知識の高い人、オーラルケアの意識の高い人を「あの方、デンタルIQが高くなったね」という言い方をします。

デンタルIQが高いというのは、自分の歯は自分で守ろうという意識の高い人です。技術的には、歯ブラシ、歯間ブラシ、フロスを上手に使える人ともいえるでしょう。実際にお口の中のトラブルも解消し、悪くなりにくい環境をキープできている方、またはその目標に向けて積極的に取り組んでいる方のことを、このように表現します。お一人でも多くの方がこのようになっていただけたなら、虫歯、歯周病の罹患率《りかんりつ》も下げていくことができるのでしょうね。

デンタルIQをはかる基準はありませんが、専門家の間では、歯科治療に協力的な人もデンタルIQが高いといいます。

歯周病でかなり状況が悪いのに、「ここだけ治してくれればいい」という人は、デンタルIQが低い人だととらえられてしまいます。

専門家は、当然のことながら、口全体を健康にしたいのです。もちろん、口腔内の健康は、全身の健康につながるとわかっているからです。

経済的、あるいは時間的な問題があって、「ここだけ治して」という人も少なくありません。いたし方のないことかもしれません。ですから、なおのことセルフケアで、悪くなりにくいお口の環境を、ご自身の手でつくりあげていただきたいと願っています。

お仕事に没頭したいにしても、家族を守りたいにしても、まずは本人の健康が基本です。「あなたは歯周病です」と専門家が言っているのに、「私は大丈夫です」と胸を張るのは、大きな勘違いです。

どうか専門家の申し上げることにもほんの少しで構いませんので、耳を傾けていただきたいのです。もちろん私たちもみなさまの想いに心通わせ、そばに寄り添い、ご希望をかなえていきたいと願っていることを忘れないでください。

歯周病の全身疾患との深い関連性が指摘されている現状では、歯周病の早期発見、予防が歯科業界におけるもっとも重要な課題なのです。歯周病で死ぬこともあるという理解を、もっと深めなければいけません。

専門家の私でさえ、フロスを通すのなんて面倒、指が痛いなぁなんて思っていたのです。けれども、最後まで頑張ってみると、とても気持ちがいいのです。次の日も続けようと思えるのです。

全部一気にできないのなら、今日4分の1、明日4分の1でもいいでしょう。自分のペースで無理のない範囲で、行ってみてください。

デンタルフロスは、毎日1回できれば理想ですが、大変でしたら、最低限2日に1度は行ってみてください。私も2日に1度になることもたびたびですので。

第五章

歯医者さんは〝歯磨き〟を教えてくれない

（プロケアの大切さ）

「この歯医者さんを最後にしてね！」

「今通っている歯科医院に8割満足しているなら、そこに通い続けるほうがいいでしょう」と私どもの院長はいいます。なぜって100％満足はありえないからです。

通っている歯科医院をかえて、満足度が下がって後悔するよりは、かえないほうがよいという考えを、初診の方々へ必ずお伝えしています。

今通っている歯科医院へ、もう少し詳しく説明してほしい、これはどうしてですかなど、要望や疑問・質問などを伝えることで、さらに満足度は上がるかもしれません。

患者さんのAさんは、初診時のカウンセリングの中で、来院のきっかけをこうお話ししてくださいました。

「できるだけ削らない治療をお願いしたいのですが、現在通っている歯科ではできない、ということで、先生に相談したところ、いいですよ！　といってもらえたのでここに来ました」と。Aさんは担当の歯科医師に素直な気持ちで相談なさったから、このように答えていただけたのでしょう。

このような関係を築けることが、歯科医院への不満やトラブルをなくす最良の策ではないでしょうか。

日本人はシャイで遠慮深く、また、〝先生〟に弱く、思ったことをなかなか伝えられない方が少なくないようです。

磨いているのに虫歯が次から次へとできてしまう。歯医者さんに通っているのに歯周病が悪化し次から次へと歯を抜かれてしまう。歯がどんどんすり減っていることに気がついていない。ご自分ではどうすることもできないとあきらめる前にできることがあります。

それは、信頼できる歯科医院を見つけること。そのためにはどんな些細《ささい》なことでもよいので聞いてみてください。

どうしてこうなったのか？　何が原因なのか？　どのように治療を進めていくのか？　どうしてほしいのか？　どうなりたいのか？　自分にできることはなにか？

大事なことは歯科医師（スタッフも含め）とあなたがお互いを尊重し、聴く耳を持つこと。これらをすりあわせていくことで、あなたが納得できる最適な治療を受けることができき、悪くなりにくい健康なお口を手に入れることができるはずです。

歯科医師、歯科衛生士、歯科技工士、歯科アシスタント、受付、チーム一丸となってあなたの歯と全身の健康を守る体制が整っている歯科医院は、とても居心地がよいものです。

歯のお手入れのレッスンは、すべての方に毎回受けていただきたい、とても重要な治療のステップです。しかし、この意味をご理解されない患者さんも中にはいらっしゃいます。その方のアンテナが「自分の体は自分で治す」に向いていない時期にはしかたのないことですので、いつかその大切さに目覚める日をお待ちする姿勢で関わらせていただきます。長期出張、お引越し、入院など、やむえない事情の方へもそうですが、落ち着かれてからプラークコントロールテクニックを身につけてくださいとお伝えしています。

とにかく、プラークコントロールテクニックを身につけることは、何よりのお薬といってもよいでしょう。

お口の中の状態を正確に把握してもらえる。

治療の第一段階である歯周治療の時間が短くて済む。

詰め物、被せ物、などの精度もよく、完成までの期間が短くて済む。

たとえば、プラークに隠れて虫歯が確認できない、歯肉が腫れていてすぐに詰め物や被せ物ができないということもなくなる。

それに伴い、いわゆる早く治してほしいのにすぐに治療してもらえない、というような不満がなくなります。

また歯肉の炎症も改善されますので、痛みも軽くなり、治療で触られても痛くない。

本当によいこと尽くしなのです。


ここまで読んでくださった本気のあなたならできるはずです。プラークコントロールで、虫歯は予防できますし、歯周病も約9割の方は予防できるものです。

子どもの頃、自転車を買ってもらってもすぐには乗れなかった覚えはありませんか？

プラークコントロールも同じなのです。毎日、少しずつ練習してください。

1週間、半月、1カ月。気がつけば、習慣になりブラッシングしないと気持ち悪くて仕方がないほど、お口の中がすっきりしてくるのがわかるようになります。

プラークコントロールのテクニックをトレーニングし、プラークスコア10％以下を達成する技術を手に入れたあかつきには、「自分の歯は自分で治す」から「自分の体は自分で守る」へも意識が向けられるようになることでしょう。

歯医者さんによっては、虫歯、歯周病、咬耗《こうもう》などの治療と並行して行うことができるもう一つのプログラムが、スマイルトレーニングです。

お口の中がキレイになるにつれ、みなさま知らず知らずのうちに笑顔を見せてくださるようになります。

しかし、長年抱えてきたお口のコンプレックスや不安は、表情やお口周りの筋肉をかたくしてしまっています。このかたまった筋肉のコリをほぐしながら筋力をつけていくことですてきなスマイルができるようになります。

患者さんKさんもそのおひとりです。

Kさんは、1週間後にお孫さんの七五三を控え、お孫さんといっしょに写真を撮りたいので歯を白くしてほしいと受診されました。前歯2本の間がうっすらと黒く、素人の方にはほとんどわからない虫歯がありましたが、ご本人はまったく気になっていないということがわかりましたので、笑ったときに見える前歯を白くするオフィスホワイトニングを実施することにしました。施術後の白くなった歯を眺めて、「わ〜きれい〜！」と、とっても喜ばれていました。たったこの1時間半で、術前のときと比べものにならないほど満面の笑顔がこぼれていました。

事前のカウンセリングで、オフィスホワイトニングだけでは明るさの後戻りが起きやすいこと、ホームホワイトニングとの併用でさらに明るくできること、明るさを維持できることなどを提示していましたので、オフィスホワイトニング施術中に、マウスピースを作製し、ご自宅で実施していただくこととしました。

Kさんはご近所の歯医者さんで定期的にメンテナンスも受けていらしたのですが、そちらではホワイトニングの処置メニューがなかったための受診でした。

実はお口の中を拝見すると、詰め物や被せ物の隙間から新しい虫歯ができていたり、プラークコントロールも十分ではありませんでした。健康を維持できるまでの環境に持っていけるだけの技術が身についていないことがわかりました。

一生懸命「歯磨き」を行っているKさんは、どうしてこんなに虫歯ができてしまっているのか、なぜ歯肉が腫れているのか、しかもプラークがどうしてこんなに歯についているのか理解できないようでした。無理もありませんね。効果の上がるお手入れの方法を教わったことがなかったのですから。

Kさんは、歯医者さんが大嫌いで、とくに奥歯の治療が大の苦手。キ〜ンという歯を削る音も大嫌いだそうです。けれども、虫歯の治療を行うことになりました。

お口の開口度《かいこうど》を調べる手軽な方法に、開口した前歯上下の間に指が何本入るか調べる方法があります。3横指（人差し指、中指、薬指の3本）が入るのが標準とされていますが、Kさんは2横指がやっとの開口。5分も開けていられないほどお口周り全体の筋肉が弱くなっていました。この状態ですと虫歯治療がなかなかスムーズにいきません。そこで、治療が長引く場合には、反対側にバイトブロックという樹脂《じゅし》でできたブロックを噛んでいただきながら治療を行うこともたびたびありました。詰め物を外してみると神経に届きそうなほどの虫歯に、Kさんはショックを受けながらも、除菌治療と再石灰化治療《さいせっかいかちりょう》の併用で神経をとらずに済んだことを非常に喜んでくださっていました。

この頃から治療に対する抵抗感も徐々にやわらいでいったようでした。奥歯の内側にデンタルミラーを入れようとすると嘔吐反射《おうとはんしゃ》を起こす。このようなKさんでしたが、通い続けて5年、今では自力で開口し続けられますし、奥歯の内側にデンタルミラーを入れられても嘔吐反射を起こさなくなるほど筋力がつきました。

トレーニングメニューは、プラークコントロール、顎《あご》のコリをほぐし力をつける体操、舌の体操、スマイルトレーニングなど。必要に応じて口腔内《こうこうない》写真（お口の中の写真）とお顔の写真を撮りためています。その変化をいっしょに見ていただくことで、通い続けること、セルフケアを続けることへの大きな励みになっているようでした。

ご本人も「あの私がここまでできるようになるなんて」と驚きと喜びを隠せない様子です。

「歯がもっと輝きますよ！　楽しみになさっていてくださいね」とお伝えすると、「とえ子さんがお話されていたのがようやくわかったわ」「最初は何をいっているのかまったく理解できなかったけど」と笑いながら話してくださいました。「本当にキラキラ輝くんですね」「もちろん歯肉もピンク色に引き締まりましたし」「お口の中が汚れてくるとわかるようになりました」と。

今では5年前より若々しく、白く輝く歯を惜しげもなく見せてくださるKさんの笑顔は、どんな高価なブランド品にも負けない自信と輝きを放っています。

歯肉と歯の境目、歯と歯の間、特に奥になればなるほど磨きにくくなるわけですが、当然、治療器具も入りにくくなります。奥のほうは、歯科医師の先生方にとっても治療しにくなると心に留めておいてください。苦しい治療を受けることを思えば、セルフケアでプラークコントロールを徹底するのは容易《たやす》いことですよね。

効果のある「歯のお手入れ」でセルフケアの方法をマスターし、定期的なプロケアを上手に取り入れることが一番の近道となります。

このように患者さんと関わらせていただく中で、いつも感じることがあります。

すべての方は健康でいたいと思っていること。これ以上悪くしたくないと思っていること。インターネットの普及《ふきゅう》もあり、たくさんの情報を入手できる時代、今通っている歯医者さんが最後の歯医者さんになることを願うばかりです。

痛くない、早い、安いの治療は危険な場合も

あるときの話です。金属の詰め物を外す治療を行っていましたら、外した金属のものとは別の種類の金属の詰め物が歯に残っているのが見えてきました。予想通りその周りから虫歯が進んでいたので、その金属と虫歯の一部を取り除くことになりました。

もちろん、多少の痛みを伴いましたが、除菌と再石灰化治療でその痛みを最小限にとど

めることができました。事前にその説明を行い、了承を得たうえでの治療開始なので、患者さんも削られるほんの何秒かだけはじっと耐えてくださり、治療終了後は笑顔で帰っていかれました。

歯科治療で一番嫌われる治療が「痛いこと」。できる限り痛みを最小限にする努力は、どちらの歯科医院でも行っていますが、治療の内容によってはどうしても痛みを伴うことも避けて通れない！　これが歯科治療です。どうか、このことを理解していただき、このハードルを乗り越えて本当の健康を手に入れていただきたいものです。

「この歯だけ治してください」

極力削らない治療、除菌治療を求めて来院される方が非常に多く、このようなご希望をお持ちの方もまれにおいでですが、非常に困惑してしまうこともあります。

それは、一口腔単位の治療（包括治療）を提供している当院では、十分な治療が提供できない可能性があるからです。たいていの方は歯周病もわずらっていたり、他にもたくさんの虫歯があったり、かみ合わせの不調和や咬耗《こうもう》があったりします。ですから、私も、歯科医師と共に悩んでしまうわけです。

そもそも、虫歯の治療を行うには、歯肉が健康であるということが前提です。歯と歯の間の虫歯で、歯肉の境目まで進行していたとします。治療するときに、歯肉にどうしても触ってしまう場合があります。

健康な歯肉であれば、血が出ることはない状況でも、歯周病が進んでいると、少しさわっただけで歯肉から血が出ます。すると精密な歯の型をとることができにくくなります。また、充填《じゅうてん》（詰め物）やクラウンを歯に接着する治療を施す場合に、歯肉が腫れていますと、浸出液《しんしゅつえき》（血液）が接着を阻害するので、確実に接着を行うためにも歯肉の炎症を改善することが第一段階の治療法であることを知っておいてください。

こういう場合は、まず歯肉の治療からはじめるのが賢明です。

「とりあえずこの虫歯だけ治して」のご希望通りに、歯医者さんがその通りに無理に詰めたとしたら……あとが怖いです。

もちろん歯周病がなければ、その歯に関してだけをいえば問題ありませんが。

「どうしても早く治してほしい」という願いが、あなたの望む結果を招かない場合もあります。治療を行う場合にもっとも必要になるのが、あなたの理解と積極的な協力と実践です。

条件の整わない状況で治療したところは、詰めた物がすぐ外れたり、接着した境目のラインに血の筋《すじ》が見える、などの悪状況になります。

そのようなことを避けるために、「出血していますので、詰め物はできませんでした。ご了承ください」と次回来ていただいたときに詰めることにしています。

治療の選択肢を示してくれる歯科ですか？

歯医者さんに関して、「どう違うのですか」「どれがいいのですか」「どれくらいかかりますか」――患者さんすべてが知りたい内容です。どの歯医者さんに行ったらいいのかわからないと悩み、受診してみたもののどうも納得できず1回きりでやめてしまう。このような方があまりにも多いことに申し訳なささえ感じてしまいます。

技術が高い歯科かどうかを見極めるポイントは、いくつかあります。

まず、情報を集めてくれる。これはレントゲン写真だけでなく口腔内写真を撮り、経過を追ってくれる。口腔内写真は有効な情報源ですので、患者さんにとっても私たち専門家にとってもなくてはならないものです。まず、これをもとに大まかな現状把握ができるので、初診時のカウンセリングには必要不可欠といってもよいでしょう。

次に今後の治療の進め方を提示してくれるか否か。

さらに「同意を得たうえで治療をはじめてくれるか」、「いくつかの治療方法を提案してくれるか」が重要なポイントになります。

また、質問しやすいように心配りをしてくれる歯医者さんはうれしいですよね。

よくわからないとお任せになりがちですが、どこがどう違うかを具体的に聞ける時間を設けてもらえると不安がなくなります。


実際、歯科医師や歯科衛生士、スタッフとの信頼関係ができている場合、「本当に保険内の最低保証の治療でいいのか、プラークのつきやすい金属を入れてしまっていいのか」という話をすると、「そうだったのか。知らなかった」とおっしゃる方も多いのです。

日本の健康保険制度の中で許可されている金属は最低保証だということを知っておいてほしいです。一般的に保険制度の中で認められている銀色の金属は、金銀パラジウムの合金です。

これは、歯の硬さよりもかなり硬い金属なので、噛み合わせたときの影響を考えてしまいます。一部を削って、これを詰めた場合に、噛むたびに歯の生きている部分と金属の間に多少のたわみができるのです。ですから、接着面から新たな虫歯ができることも多いのです。汚れがつきやすい金属なので、治療から2～3年目で悪くなることも多いです。

歯磨きが苦手な人、よく磨けないとあきらめている人は、できれば長い目で見ると汚れがつきやすい金属でないほうがいいですね。汚れがつきにくく、天然の歯と同じ白さ、ほぼ同じようなかたさをもつセラミックという選択肢もあります。治療部分の大きさによりますが、1本6万円から7万円くらいでできます（かぶせ物だと10万円以上するものもあります）。これを高いと思うくらいなら、歯を悪くしないでほしいのです。天然同様の歯を手に入れたと思ったら、安いものだと。

最近は、セラミックを入れられる方、ぜひ入れてほしいという方も増えています。違和感のないように、色を他の歯に合わせるのですが、どうせならば今の歯の色に合わせるよりも、ホワイトニングをした歯の色に合わせるほうがよいでしょう。ホワイトニングについては、第1章で詳しく書きました。

もちろん、その他の金属（ジルコニア、ゴールド）という選択肢もあります。

その場しのぎの治療でいいのか、長い目で見るのか、という判断は、患者さんご自身でしていただきたいのですが、その選択肢さえも示さない病院が多いのです。

痛くない、早い、安い治療がすべていいわけではありません。

もちろん、それでパーフェクトに近い治療を提供される先生もいらっしゃるのですが、ほとんどは逆です。

虫歯治療は歯周病を治してから

どういう順番で治療をするのか、ということもとても重要です。歯肉が腫《は》れている状態では、歯の治療の前に歯肉を治すことからはじめるべきなのです。

ウチに初めて来られる患者さんは、98％がすでに歯周病になっています。みなさん、虫歯治療を最初に希望されるのですが、見てみると歯周病なのです。

公益社団法人　日本歯科医師会が全国の20～70代男女を対象に２０１４年３月に実施した「歯科医療に関する一般生活者意識調査」によると、この１年間に歯科検診・健診や歯科医院でのチェックを受けた人は約半数でした。男性より女性の方が多く、また、高年齢になるほど意識が高くなる傾向がみられます。

回答者１万人のうち、半数以上が「歯や口腔に異常を感じている」と答えているのに、そのうち現在治療を受けている人は２割にも満たないのです。

受診のきっかけとなった理由でもっとも多かったのが「痛み、腫れ、出血があったから」、次いで「過去に治療した箇所に不具合が生じたから」でした。「定期的に通う（チェックの）時期だったから」という人は、受診している人のうち約２割です。

成人の８割は歯周病といわれていますが、歯医者さんに通っているような人は、ほぼ全員が歯周病と思ってもまちがいないと思います。

歯を治療する前に歯肉を健康な状態にしましょう。歯周病が「気管支炎」「血糖値を下げる妨げ」「脳卒中」「低体重児出産や早産」などに影響することについては、知らない人が6～7割です。歯周病は命に関わる重要な病気なのです。

麻酔を使わない治療とは？

先にも触れましたが、患者さんは、痛くない治療をしてほしいという気持ちがあるでしょう。

けれども実はこれが、とんでもない危険性をはらんでいるのです。

痛くない治療には、局所麻酔《きょくしょますい》を使います。

痛いとなると、危険領域だと判断できるのですが、局所麻酔をかけてしまうと削っても痛くないので、病院によっては、削りすぎることもあるのです。

どうしても神経に近いところまで削っているので、麻酔がきれたあとに痛みが続く場合が多いのです。

虫歯が神経に到達していたら、神経を抜く治療をされる院も多いですが、一度神経を抜いてしまったら、当然元には戻せません。

歯を削るときに、「痛かったら手をあげてください」という場合があります。これには大きな意味があります。

なぜ痛いのか、大丈夫な痛みなのか、危険な痛みなのか、その痛みの原因、場所が明らかであれば、治療の方法も明確になるのです。ところが麻酔をしてしまうと、それがわかりにくくなります。

たいしたことのない虫歯では、麻酔を使わないほうが、体には優しいのです。

当院は、麻酔を使いません。

極力削らない、神経を抜かない治療なのです。

ほとんど削りませんが、もし「痛い」といわれたら、そこで削るのをやめます。オゾン除菌という治療法があるからです。これはどこの病院でもできる治療法ではありませんが、インターネットなどで行っているところを探せると思います。自費診療になります。

痛みの感受性は、人それぞれなのでなんともいえません。けれども、痛みに弱いから痛がっているわけではなく、本当に痛い場合もあります。

噛み合わせが強いとか、歯ぎしりなどが原因で、歯の表面のエナメル質に細かく亀裂《きれつ》がはいってしまっている場合があります。マイクロクラックといわれる亀裂があると、少し削っただけでも痛みを感じることがありますし、水などがしみやすいです。

そういう場合は、通常は麻酔をかけて治療をするか、歯質を強化します。硝酸カリウム（知覚過敏予防薬）を塗り、エナメル質の表面の再石灰化をはかり、開いた表面のメッシュ（亀裂）を閉じるのです。

1回でおさまる場合もありますし、1年以上かかる例もあります。治療の前や、ホワイトニングをする場合にも、必要であれば事前に歯質を強化します。フッ素、MIペースト（口腔ケア製品）を塗って、ご自宅に帰ったらこんな風に使ってくださいとお渡しします。

風（空気）がかかっただけでも痛いというくらい敏感になっている場合は、ホワイトニングもできませんので歯質を強化してからになります。

歯を削らない、抜かない、神経をとらない、が理想の治療（神経をとると感覚がなくなる！）

医院の症例写真を見せてもらうと、その院の治療方針や技術の高さがわかります。
美容室には「これは私たちが得意なスタイルです」というようなスタイリングブックがありますね。世間一般のヘアカタログや雑誌ではなく、その美容室で実際に撮った写真を見せてくれたら、技術がわかって安心ですよね。

歯科も同じです。治療の都度写真を撮り、記録を残している歯科、その資料を患者さん本人に見せてくれる歯科は安心です。
私たちはこういう治療を提供しています。こういう風に治っていきます。ということが、写真を見ただけですべてわかります。

たとえば、当院では、レントゲン以外に、口の中を撮影するカメラで撮って、現在の状況や治療の方法を説明しながら治療をします。

「一見外から見るとキレイなようですが、金属をはずしてみたら、こんな風になっています。中がこのようにグスグスの虫歯になっています」

というような説明も、写真を見せながらします。


程度にもよりますが、治療のいくつかの方法を説明し、選択肢がある場合は、患者さんご自身に選んでいただきます。

当院では、明らかな虫歯（C1〜C2）は、少し削ります。表層の虫歯菌の多い所だけはほんの少しとりますが、とったからといって、虫歯菌がいなくなるわけではありません。そこでオゾン除菌をして、ミネラルを補給してフタをすると、そのままかたまってくれます。

そういう治療ができない歯科では、健康な歯のところまで削ります。中で虫歯がひろがる習性があるので、予防的に大きく削る歯科が多いのです。

神経のそばまで進んでいる虫歯の場合、通常は削れば神経が出てしまいます。すると神経をとるしかなくなるのです。

それをしたくないので、たとえば、当院では、オゾンでの除菌治療をするのです。神経と紙1枚へだてた状態でも神経をとらずに治療をすることができます。

ウチで除菌システムを導入してから10年ですが、神経をとったのは、1例しかありません。それも最初の頃でした。

根だけで、ぐらぐら状態の歯は、通常の歯科では抜いてしまいます。が、ぐらぐらになった根でも、治療によっては生かすことができます。歯肉を引き締め、除菌をして、ミネラル補給をしてかためるという治療をくり返すと、土台をたてることができるのです。今では再石灰化がすすみ、土台をたて、ブリッジを入れることができるまでになっています。

あごの歯のところに根がのこっているのは、重要なことです。歯の根が残っていないとあごがやせてしまいますので、根は残すべきなのです。

もし神経をとってしまうと、同時に周囲の血管もとることになり、歯に栄養がいきわたらなくなります。神経のなくなった歯を、失活歯《しっかつし》（活動が失われた歯）と呼びます。それに対して、神経が生きている歯は、生活歯《せいかつし》（神経のある歯）といいます。失活歯、つまり神経のない歯は、あごがやせますし、感覚がなくなるのです。

料理は微妙な熱を感じられるからおいしいと感じるのですが、神経がないとそれさえ感じられなくなるのです。天然の歯がどれだけ大事か、失ってみて初めてわかるのでは遅すぎます。

残念ながら、食習慣、生活習慣がよくなくて虫歯ができたり、歯周病になったりするのです。本当はみなさん自身の手で、防げるのですよ。

このような事実を国民に教えることを国のシステムにするのが理想だと思うのですが、それには膨大《ぼうだい》な費用がかかり、無理な話なので、一生懸命この本で私が伝えようとしているのです。

いい患者になるといい治療が受けられる

「私はC2（虫歯の進行の段階）だから削って詰めてくれたら大丈夫だから」

と、勝手に治療方法を決めている患者さんがまれにいらっしゃいます。

そのような方は、専門知識を豊富に持ち合わせ、専門用語で症状を訴えてこられます。

けれども、専門用語の解釈が少し違っていたりしますと危険ですので、感覚や症状などを具体的にお話ししてくださるほうが安心ですし、治療法をご自身で決定してしまうのも危険です。

あくまでもご相談のうえ患者さんが納得されてからの治療になりますが、お互いを尊重し合える姿勢があるとよい治療を受けていただくことができます。

そもそも本当にC2なのかどうなのか、虫歯が深くて神経をとるようなことになってしまうのか、歯科治療の場合、削ってみなければ何とも申し上げられないことが多くあります。

先のように患者さんが決めつけてしまう場合には、お互いにトラブルのリスクが高くなることを心しておく必要があります。削る必要があるのかも診査しなければわかりません。

歯肉に炎症があったら、たとえC2でも削れない場合もあります。

いい患者さんになるためには、

■勝手に診断をしない。

■聞く耳をもつ。
■イエスマンにならない。
■自分で治す覚悟をする。

歯科に限った話ではありませんが、これらは、治療を進めるうえで大切なことです。

自分で治す覚悟というのは、毎日のお手入れを正しく行うことです。

これ以上虫歯にならないために、正しいお手入れを習慣にしてもらうのですが、上手にできているかどうかは自分ではわからないので、専門家にチェックしてもらってください。

イエスマンにならないというのは、医者の言いなりではなく、わからないことは「詳しく教えていただけるとありがたいのですが」と、聞けるかどうかです。

ちゃんと嫌がらずに説明をしてくれるのが、いい歯医者さんです。

いい歯医者さん、悪い歯医者さんの見分け方

いい歯医者さんをまず、ひと言で表すとするなら、「誠意」ではないでしょうか。

その有無により患者さんの不満や疑問も解消したり、つのったりしてしまうものです。

歯医者さんもときには厳しいことをお伝えすることもありますが、それも誠意あればこそです。

他にも挙げていきます。

★悪い歯医者さんは……
説明もなく、治療をする

☆いい歯医者さんは……
たとえば、スケーラー（歯石をとる器具）を使って歯石をとっていたとします。

「切れなくなったので、もう1種類のスケーラーをとってきますので、しばらくお待ちくださいね」

などと患者さんに声をかけてくれるかどうかです。

「セメントの準備をしますので、少しお待ちください」

とか。

椅子の上に横になり、口を開けた状態のまま、何の説明もなく、歯医者さんが脇で黙って何かをしている様子だけが伝わってくる、そのような状況に遭遇するたびにみなさんは不安になるでしょう。

また、口を開けていたほうがよいのか、閉じてもよいのか、迷ってしまいますよね。結局は疲れるので閉じてしまう方も多く、この瞬間に「あぁ、開けててくださいね」などといわれて、あわててお口を開ける光景を見かけることもしばしばありました。

閉じていても大丈夫な場合には、「お口を閉じてお待ちください」。唾液《だえき》がからんでは困る場合には、「お口を開けていてください」の声がけができる歯医者さんは、患者さんにとってわかりやすくありがたいですね。

★悪い歯医者さんは……

治療を受けているときに、いきなり人が代わる

☆いい歯医者さんは……

「○○衛生士に代わります」

「この後に院長が拝見します」

お口の中に、器具を入れる場合には「失礼いたします」「お口の中を拝見します」とひと言お声をかけてもらえたなら、安心できますね。歯科医師またはスタッフへの信頼も高くなることまちがいありません。

患者さんの返事やしぐさがないのに、口の中に器具、器材、もちろん指も入れてはいけませんね。

感染管理の問題があるので、医者はグローブをしてしまうとタオルをとれません。

そこで、「タオルをしたままで申し訳ありません」などと挨拶《あいさつ》をします。

歯科医療はサービス業でもあります。

すべての行動に、一言添えられているかどうか、患者さんの気持ちや苦痛を読み取れるかどうか、お姿が見えなくなるまでお見送りできるかどうかなど。マニュアルではなく、臨機応変に患者さんの立場になって言葉をかけたり、行動できるかが、ポイントです。

患者さんも賢くなりましょう

この本をお読みのみなさんが、本当にいい歯医者さん選びをするために、歯医者さん選びのコツ、基準をここでまとめてみました。

「いい歯医者さん、悪い歯医者さん」

《GOOD》

・いい香り、心地よいBGMがある。
・明るく挨拶をしてくれる。
・患者さんの名前を覚えている。
・話を最後まで聞いてくれる。
・初診問診をとってくれる。
・一方通行の治療ではなく、提案型の治療で患者に選ばせてくれる。
・トイレ、診療空間がキレイ。ホコリがたまっていない。整理整頓されている。

・スタッフの歯がキレイ。
・治療方針を全スタッフが理解している。誰に聞いても同じ答えが返ってくる。
・明朗会計。
・治療計画を立ててくれる。見積もりを出してくれる。
・検査結果等のデータをすべて開示し、渡してくれる。
・セカンドオピニオンに寛容《かんよう》である。
・歯の手入れ方法を教えてくれる。
・セルフケアとプロケアの領域のすみわけが明確である。
・院長の経営理念が全スタッフに浸透《しんとう》、共有されている。
・感染リスクが軽くなってから歯周ポケットを測る。
・感染対策がなされている。

《ＢＡＤ》

・挨拶がない。
・私語が多い。

・スタッフに相談しにくい。
・スタッフに覇気《はき》がない。
・スタッフがすぐやめる。
・予約して行っても待たされる。
・床、トイレ、診療スペースが汚い。
・スリッパが乱雑に置かれている。
・薬臭い。
・ＢＧＭがやたらうるさい、またはシーンとしている。
・話を聞いてくれない、一方的である。
・データの開示がない。
・説明なく自費治療、または勝手に保険治療。
・先生が怖い。怒鳴り散らしている。むっとしている。話しにくい。
・治療方針に一貫性がない。
・治療後、不具合が出る。
・治療が下手で、痛い。

・領収書をくれない。
・治療をわざと長引かせる。
・感染対策がなされていない。

もし、いい歯医者さんと、悪い歯医者さんを、それぞれ簡潔にいうならば、「治療院が患者さんを大事にしているのか、経営（お金）を大事にしているのか」に分かれるのではないでしょうか。

もちろん歯科医院も医療の提供をしつつ、利益を上げるのも大切です。しかし、そちらが主体になると、もっとも歯医者さんにとって大事な「治療」がおろそかになってしまいます。

そして、治療がおろそかになると、治療院の中が内面的にも外面的にも汚れてくるのです。ですからＢＡＤな歯医者さんは、入口のドアを開けた瞬間、すぐにわかってしまいます。

スリッパが乱雑に脱ぎ捨ててあったり、ＢＧＭがうるさかったり、スタッフが挨拶をせず覇気がなかったり、あるいはスタッフ同士がおしゃべりをしていたり、待合室が薬臭かったり、とにかく入った瞬間から不快なのです。

スタッフに覇気がないので、トイレなども手入れが行き届いていません。

「臭い、汚い、暗い」のまちがいなく３Ｋなのです。

逆に、患者さん第一主義の歯科医院はスタッフの笑顔が輝いています。まさに口もと美人です。患者さんの目をみて元気に声をかけてくれますし、一回通っただけで名前を覚えてくれます。

これは患者さんにとって、とても大切なことです。

「自分が大事にされている」と思えるからです。

たとえば、待合室にはアロマテラピーのリラックスできる香りと、ゆったりとしたＢＧＭが流れています。掃除が行き届いているので、隅々までキレイです。

この他にも歯医者さんの治療の技術や、治療内容、患者への説明、見積もりなど、すべてが「患者さん目線」か「経営目線」かどうかが違うのです。

再生医療の研究も進んでいるものの、削った歯は二度と手に入りません。今ある歯はあなたのかけがえのない財産です。その財産をしっかりと守ってくれるよい歯科医院に巡り合っていただくことを願ってやみません。

おわりに

生涯、自分の歯でおいしいものを食べるために

私は、専門の学校を卒業してすぐに、夫と共に同じ歯科医院（TMJ Dental Clinic）に半年間お世話になり、そこで予防の概念《がいねん》を学びました。今の糧《かて》になっていることはまちがいありません。

その後、もう1軒の別の歯科医院（新井歯科医院：現深谷中央クリニック）に1年半お世話になりました。当初、そちらには歯科衛生士さんが不在でしたので、虫歯や歯周病の予防プログラムを夫といっしょに考え、メンテナンスシステム構築という大役を任せていただきました。30年以上前のことです。

場所は地方都市だったのですが、当時は予防という概念《がいねん》がほとんどありませんでした。夫は大学の予防歯科に席をおいていて、「これからは予防だ」とずっといってきた人です。

ですから、予防がいかに大事かを、真剣に患者さんたちに伝え続けてきました。

「歯科は悪くなった歯を治療するだけではなく、歯を悪くしないように予防することもできるのですよ」と。

そこで、公平に情報を伝え続けると、人は応えてくれる。必要だと思えたら、きちんと治療を受けてくれるということを実感しました。

とくに子どもたちを虫歯にしない、守ることができると理解していただき、地域ぐるみの予防への取り組みを根づかせたという経験が今の礎《いしずえ》になっています。

卒業後3年目に神奈川県・川崎で夫が開業し、私が26歳のときに結婚しました。

川崎に引っ越すにあたり、「都会だから、きっとみなさん、歯がキレイなのでしょう」と緊張していたのですが、思いのほか予防の概念がなく、みなさんの口腔環境《こうこうかんきょう》がとても悪かったことに驚いたものです。

私たちは、とにかく、ホームケア、セルフケア、メンテナンスが大事だといい続けました。

すると、若いおかあさんたちが子どもたちを連れて、定期検診にきちんと通い続けてくださいました。

乳歯は虫歯でしたが、定期検診に通い続けているうちに永久歯に生え変わり、「永久歯は虫歯にしなくて済みました！　ありがとうございます！」とおっしゃるおかあさんが増えたのが、何よりも嬉しいことでした。

患者さんのお口の中のよい変化を目の当たりにし、お手入れは本当に大事なのだと、心から感じました。


正しいプラークコントロールが身につけば、「磨いているのに悪くなる」からも卒業できるようになります。

どうか、予防のためのセルフケアを面倒だなんていわないでください。

コツをつかんで行い、キレイになる感覚が実感できるようになれば、みなさん楽しくなるのです。


くり返しますが、どんな治療の基本もまずはプラークコントロールです。あわせて、食習慣、生活習慣が大切なことはいうまでもありません。

自分の歯でおいしいものを食べたい！

というのはどなたにも公平に与えられた権利です。


生涯元気で好きなことをして過ごす。


効果的なプラークコントロールで、それが実現できれば嬉しいですよね！

ですからみなさんに、ご自身の健康維持、虫歯や歯周病の予防にもっと真剣に取り組んでいただきたいのです。あなたのからだの一部である歯を、手足やつめや髪と同じように大切にしてほしいのです。

どうか、この本がお役にたてますように。

そして、一人でも多くの方が、健康で笑顔の毎日をお過ごしいただけますように、心から願っています。

豊山とえ子

著者

豊山とえ子（とやま・とえこ）

1959年宮城県登米市生まれ。歯科衛生士。夫とともに、削らない歯科治療をする歯科医院を経営。行きたくなる歯医者さんづくりのためのスタッフ教育・歯科医院システム構築のためのコンサルティングも行う。ホワイトニングコーディネーター（日本審美歯科学会）、日本顎咬合学会認定歯科衛生士（日本顎咬合学会）、第二種滅菌技士　（日本医療機器学会）、第二種歯科感染管理者（日本・アジア口腔保険支援機構　歯科感染制御推進機構）。LDA理事、株式会社T-SIS代表取締役。社団法人日本経営コンサルタント協会会員、日本ほめ育協会アドバイザー。

監修者

近藤隆一（こんどう・りゅういち）

医療法人社団デントゾーン近藤歯科理事長。1973年日本歯科大学卒業。1982年University of Pennsylvania School of Dental Medicine卒後研修。

[学会] Leading Dentists Association チェアーマン

American Society for Dental Aesthetics（米国審美歯科学会）理事

American Dental Association（米国歯科医師会）会員

International Academy of Dental Facial Esthetics　フェロー

日本歯科医師会 会員

日本歯科審美学会国際渉外委員・評議員・理事

日本歯科大学生命歯学部　非常勤講師

制作スタッフ

出版プロデュース／株式会社天才工場 吉田浩

編集協力／小林真美

イラスト／レターズ、田中威

ＤＴＰ／三協美術

編集／江波戸裕子（廣済堂出版）

歯は磨かないでください
二〇一五年四月四日　第一版　第一刷
二〇一五年一一月二五日　第一版　第七刷
著　者……豊山とえ子
発行者……後藤高志
発行所……株式会社　廣済堂出版
〒一〇四―〇〇六一　東京都中央区銀座三―七―六
電　話　〇三―六七〇三―〇九六四（編集）
〇三―六七〇三―〇九六二（販売）
FAX　〇三―六七〇三―〇九六三（販売）
振　替　〇〇一八〇―〇―一六四一三七
URL　http://www.kosaido-pub.co.jp
装　丁……盛川和洋
印刷所
製本所……株式会社　廣済堂
ISBN978-4-331-51925-7　C0295